AF316485

J'ARRÊTE LES CROYANCES LIMITANTES !

Éditions Eyrolles

61, bd Saint-Germain
75240 Paris Cedex 05
www.editions-eyrolles.com

La collection « J'arrête de… » est dirigée par Anne Ghesquière, fondatrice du magazine FemininBio, auteure, éditrice et créatrice du podcast Métamorphose qui éveille la conscience !

Dans la même collection :

J'arrête de stresser !, Patrick Amar et Silvia André
J'arrête de finir le mois à découvert !, Laurence Arpi
J'arrête d'avoir peur !, Marie-France et Emmanuel Ballet de Coquereaumont
J'arrête d'être mal dans mon couple !, Marie-France et Emmanuel Ballet de Coquereaumont
J'arrête de procrastiner !, Diane Ballonad Rolland
J'arrête les kilos yoyo avec l'EFT !, Carine Barco
J'arrête les relations toxiques !, Marion Blique
J'arrête de (me) juger !, Olivier Clerc
J'arrête d'être jaloux(se) !, Bernard Geberowicz
J'arrête d'être parfaite, Cindy Ghys
J'arrête de vivre à Paris !, Muriel Ighmouracène
J'arrête la malbouffe !, Marion Kaplan
J'arrête de surconsommer !, Marie Lefèvre et Herveline Verbeken
J'arrête d'être hyperconnectée !, Catherine Lejealle
J'arrête de râler ! L'intégrale, Christine Lewicki
J'arrête de râler au boulot !, Christine Lewicki et Emmanuelle Naves
J'arrête de râler sur mes enfants (et mon conjoint) !, Christine Lewicki et Florence Leroy
J'arrête d'être addict !, Olivier Lockert et Gérard Cervi
J'arrête de renoncer à mes rêves !, Delphine Luginbuhl et Aurélie Pennel
J'arrête de ramollir !, Barbara Meyer
J'arrête d'être débordée !, Barbara Meyer et Isabelle Neveux
J'arrête de m'épuiser !, Marlène Schiappa et Cédric Bruguière
J'arrête de subir mon passé !, Céline Tadiotto
J'arrête le superflu !, Joanne Tatham

Illustrations : Nicolas Wiel

Mise en pages : STDI

En application de la loi du 11 mars 1957, il est interdit de reproduire intégralement ou partiellement le présent ouvrage, sur quelque support que ce soit, sans autorisation de l'éditeur ou du Centre français d'exploitation du droit de copie, 20, rue des Grands-Augustins, 75006 Paris.

© Éditions Eyrolles, 2020
ISBN : 978-2-212-57272-8

Marion Blique

J'ARRÊTE LES CROYANCES LIMITANTES !

21 étapes pour une vie libre, inspirée et épanouie

● Éditions **EYROLLES**

Remerciements

À David. Sans son soutien, sa patience, son amour inconditionnel, ce livre n'aurait pu voir le jour.

À mon père Claude Blique pour tout ce qu'il m'a apporté et transmis ; et pour m'avoir inspirée par son courage et sa ténacité, en écrivant et publiant ses mémoires *Une si longue vie*, à l'âge de 98 ans.

À Adeline Macé pour sa relecture du manuscrit et son regard toujours ouvert, bienveillant et aimant.

À Sylvie Debras pour ses précieux conseils.

À Anne Ghesquière qui m'a fait confiance une fois de plus et offert la possibilité de ce nouveau projet. Une pionnière qui ne cesse de m'étonner par sa créativité, son ouverture et son énergie.

Un grand merci à Joanne Mirailles pour sa confiance et son soutien.

Une immense gratitude pour l'accompagnement de Pauline Bardin à la finalisation de ce manuscrit.

À tous mes élèves et patients qui m'amènent continuellement à me remettre en question.

À tous les personnages de ce livre qui se sont manifestés, ont vécu à mes côtés pendant plusieurs mois et m'ont permis d'évoluer en découvrant leurs mondes.

Une immense gratitude envers cette magnifique planète et la vie dont j'apprécie à chaque instant la beauté et les mystères.

Sommaire

Avant-propos

> *« Arc-boutés sur leurs certitudes, qui leur tenaient lieu de vérité, ils ne se voyaient pas déjà condamnés. »*
>
> **L'Ecclésiaste**

Si vous lisez ces lignes, c'est peut-être parce que vous avez l'impression d'être empêché[1] par votre milieu, emprisonné dans des schémas de pensées ou enfermé dans des croyances qui limitent l'envergure de votre vie. Nous héritons tous d'un patrimoine familial de valeurs et de devoirs, nous vivons tous des évènements plus ou moins traumatisants et avons été formatés par une éducation parfois rigide. Le plus souvent, nous nous sommes construits avec ou contre, bon gré mal gré. Mais comment faire pour vraiment se libérer de toutes ces entraves à une vie créative, originale et épanouie ?

Ma profession, mais je dirais plutôt ma chance, est d'accompagner des personnes sur leur chemin de transformation. Je dis bien leur chemin, car chacun est unique et a sa propre manière d'avancer – ou de reculer parfois... En tous les cas, c'est toujours une grande souffrance, une sensation de stagnation, l'impression de ne pas vivre pleinement son potentiel qui amènent bon nombre de personnes à venir me demander de les guider dans leur processus de changement.

La première portion du voyage consiste à ce que j'appelle « nettoyer » les traumas que nous avons subis dans notre enfance, ces situations douloureuses, figées dans notre mémoire, que l'on va extraire et transformer grâce à des techniques thérapeutiques diverses, certaines issues du domaine de la psychologie énergétique. En effet depuis une trentaine d'années, il existe des

---

1. Par souci de ne pas alourdir la lecture avec l'écriture inclusive, nous nous adressons au lecteur au singulier et au masculin, mais ce livre s'adresse aussi bien aux femmes qu'aux hommes.

modalités qui permettent, grâce à la stimulation de points d'acupuncture, d'affecter à la fois le corps – le somatique, le champ émotionnel et l'expérience que le patient nous relate verbalement. Elles permettent de libérer les émotions et les traumas inscrits dans nos mémoires et souvent à la source de notre mal être. Tout cela vient s'étayer sur les dernières découvertes en neurosciences : on pourrait dire que durant cette première tranche de travail, on apprend à s'apaiser. On harmonise les parties sous-corticales de notre cerveau – les deux parties primitives du cerveau responsables de nos émotions et de notre capacité d'être en sécurité, en confiance. Lorsqu'elles sont suractivées, elles entraînent la plupart des symptômes dont les patients se plaignent : anxiété, mauvaise gestion des émotions, colère, dépression, inhibition des capacités mentales, de réflexion. Imaginez que l'alarme de votre maison, supposée se déclencher seulement en cas d'intrusion ou d'incendie, sonne 24 h/24 ! C'est malheureusement ce que vivent beaucoup de gens, dans une sorte d'abri anti-vie. Mais j'utilise aussi une autre technique incluant une reprogrammation de nos mémoires grâce à des tapotements sur ces points d'acupuncture qui permettent d'imaginer et de s'aligner énergétiquement à de nouveaux possibles[2].

Nous allons aborder dans ce livre la deuxième portion de ce voyage thérapeutique après l'installation de la sécurité, résultat d'une enfance protégée (ou d'une thérapie réussie) qui débouche sur ce sentiment de confiance en nous, dans les autres et dans le monde. Lorsque nous bénéficions d'une éducation ouverte, respectueuse et aimante, nous sommes incités dès le départ à faire les choix qui nous correspondent, aidés, guidés, encouragés par nos parents et éducateurs. Mais, si ce n'est pas le cas, nous allons nous réveiller un jour enfermés dans une vie qui est plus subie que choisie, coincés dans des relations qui nous étouffent, des vies qui sont de pâles reflets de qui nous sommes vraiment. C'est

____

2. Pour plus de détails sur cette technique MatrixReimprinting, visiter mon site : eftpresence.com

alors la crise et la panique : comment amorcer des changements, se réapproprier notre identité sans commettre trop de dégâts ni de destruction, ni sombrer, bloqué dans la culpabilité ? Se lancer dans l'inconnu n'est pas si facile que cela pour la plupart d'entre nous, et ce sont souvent des moments cruciaux qui peuvent entièrement changer une destinée.

Le livre que vous tenez entre vos mains va parler de ces étapes vers une renaissance. Il a pour vocation de vous aider à repérer des jalons, de vous faire franchir tous les paliers nécessaires à cette métamorphose. J'espère qu'il saura vous apporter les outils et l'inspiration nécessaires pour vous exprimer librement et agir en confiance, et donc vivre à 100 % votre vie, j'irais même jusqu'à dire vos vies !

Au-delà de cette dimension personnelle, il y a quelque chose qui me tient très à cœur et motive mon travail ; je suis consciente, comme certains d'entre vous, que nous abordons globalement et collectivement un grand tournant, des changements climatiques, sociétaux, économiques, une sorte d'inconnu où là aussi rien ne pourra être « comme avant ».

Bien que vous soyez satisfait de votre vie, vous aurez néanmoins à faire face aux problèmes des ressources planétaires, de la surpopulation, des changements climatiques. Nous devrons sans doute reconsidérer beaucoup de paramètres sur lesquels reposent nos vies. Bien sûr, nous pouvons continuer à faire l'autruche et espérer que « tout va s'arranger » mais, tout au fond de nous, nous sentons bien qu'il faudra faire autrement, créer de nouvelles façons de vivre si nous voulons simplement survivre. Ce petit livre, aussi modeste soit-il, vous apportera également quelques outils, viatiques sur cette voie de transformation, car il va nous falloir courage, foi, vision et action pour bâtir ensemble cette ère nouvelle.

Introduction

Les croyances limitantes sont des filtres qui nous empêchent de percevoir et d'accepter la vie telle qu'elle est, et donc de la vivre librement. Comme une construction qui étoufferait sous ses échafaudages placés là en ses débuts mais que l'on ne démonterait jamais, on se trouve immobilisé dans un carcan de principes, de théories, d'injonctions, de jugements familiaux, culturels, sociaux, sociétaux qui nous empêchent de voir les choses simplement telles qu'elles sont, sans projeter sur elles notre interprétation.

Résultat : nous nous trouvons embourbés, coincés dans des vies qui ne nous satisfont pas avec un profond malaise qui peut s'amplifier avec le temps. Deux solutions : nous nous révolterons, nous réveillerons et essaierons de nous libérer – ou nous mourrons dans ce carcan comme tant de gens, impuissants à amorcer notre processus de changement. Car c'est bien en travaillant sur soi et en nous libérant que nous pourrons nous transformer. Nous ne pouvons changer les autres, ni les éléments extérieurs si nous-même n'acceptons pas d'examiner la source de nos fonctionnements.

Notre vie commence deux fois : la première à notre naissance et la deuxième lorsque nous renaissons à nous-même, c'est-à-dire au moment où nous comprenons que nous sommes les uniques créateurs de notre vie. Souvent, entre les deux se loge l'expérience d'une épreuve, d'une mort, réelle ou symbolique. En effet, lorsque la première vie commence, il nous est très vite demandé de nous conformer aux désirs, aux demandes, aux choix et aux valeurs de nos parents. Lorsque nous exprimons qui nous sommes vraiment, nos désirs et nos préférences, nous sommes le plus souvent rabroués, punis, humiliés, rejetés par les gens qui prétendent nous aimer et nous protéger. Alors, nous construisons une sorte de personnalité d'emprunt, qui s'adapte à un contexte d'amour conditionnel où il faut plaire pour être aimé. Cependant, notre effort d'adaptation – qui nous permet de survivre – trouve son pendant dans la perte de notre être profond. Dès lors ressurgissent les questions : qui suis-je vraiment ? Quelle est ma véritable originalité au sens propre ? Que suis-je venu faire sur terre ? Une première réponse est celle de notre unicité physique : nul sur terre n'a la même iris ni les mêmes empreintes digitales. Nous sommes tous différents, possédons des talents uniques, et c'est cela que nous venons offrir au monde, qui que nous soyons.

Mais heureusement, la vie fait bien les choses. Il survient toujours, à un moment donné, un évènement majeur qui va venir ébranler notre petite vie paisible et offrir l'opportunité pour notre être profond jusqu'alors enfoui, d'émerger. C'est souvent ce qui va nous lancer à la recherche de qui nous sommes vraiment. Un choc douloureux, une maladie, un accident, un drame, la perte de lieux ou d'êtres chers, des bouleversements professionnels ou des échecs divers représentent en fait des opportunités extraordinaires, si nous les saisissons, de reprendre en main les rênes de nos vies et de reconquérir notre autonomie. Nous avons bien sûr le choix soit de retourner vers le passé, la soumission, l'adaptation et les conventions, par peur ou léthargie, soit de nous embarquer dans cette grande aventure, celle de devenir qui nous sommes, de devenir les créateurs de notre vie. Car c'est à nous, et nous seul, de créer notre vie.

C'est ce parcours de transformation que je vous propose de suivre, d'une manière qui va peut-être vous surprendre. En effet, j'habite depuis près de trente-six ans dans le Nord-Est des États-Unis, et c'est là que mes croyances limitantes personnelles et culturelles ont été peu à peu confrontées et mises en relief. Rien de tel que les voyages et l'immersion dans une culture différente de la nôtre pour éclairer nos zones de rigidité et d'inconscience dans notre conception des choses, nos valeurs, nos jugements à l'emporte-pièce, nos réactions automatiques. Un grand nettoyage s'opère si, bien sûr, nous acceptons ces messages que le monde extérieur nous envoie.

C'est en visitant un château près de chez moi, il y a plus de quinze ans, et en découvrant à la fin de cette visite que le maître des lieux s'était reclu dans une petite chambre sous les combles après la mort de sa femme, que je me suis interrogée sur ce thème de la limitation. Celle de cet homme tout d'abord : je croyais, peut-être comme vous, que le statut social, le succès financier, la beauté d'un domaine suffisaient à nous rendre libre et heureux. Eh bien, détrompez-vous ! Certes, la misère emprisonne, mais je pense qu'il est essentiel de comprendre que tout être humain, homme, femme, riche, pauvre, peut se retrouver enfermé dans une vie qui l'étouffe et se laisser dépérir à l'intérieur.

À l'issue de cette visite, je me suis rendu compte peu à peu que l'ambiance lourde et plombée de cette demeure et de son his-toire m'avaient profondément affectée et ce, bien plus que je ne le présumais. J'ai alors pris le temps d'explorer mon ressenti. Je me suis demandé si, à des degrés variables, nous n'avions peut-être pas tous choisi à un moment donné de brider notre élan vital, d'arrêter d'évoluer, de rétrécir nos vies, comme cet homme l'avait fait. Nous ne vivons pas tous des évènements aussi dramatiques que la mort prématurée d'un grand amour. Mais pour autant, ne nous arrive-t-il pas de nous contenter parfois d'une vie tronquée, limitée par des peurs inconscientes et des traumas non digérés, engluée dans des croyances limitantes et des peurs transmises par nos ancêtres, sans que l'on le sache, par des situations qui nous ont marqués à tout jamais ou des traumatismes qui nous empêchent ainsi d'avancer ? Ou bien chargeons-nous quelqu'un de vivre notre vie par procuration, de l'organiser ?

J'ai repensé à toutes les vastes et belles pièces de ce magnifique château dont les meubles sont aujourd'hui recouverts de housses poussiéreuses, les fenêtres murées, les jardins vides d'enfants, de chevaux ou d'invités costumés, les pianos et clavecins depuis bien longtemps silencieux, les livres à tout jamais refermés, les lits vides. J'étais attristée et perplexe.

En approfondissant ma réflexion, je me suis demandé si je n'avais pas moi aussi condamné des voies d'accès à des possibles, arrêté de prendre des risques, d'explorer des parts de moi-même, d'investiguer la nature de la réalité qui m'entourait ? Ne m'étais-je pas empêchée de vivre des désirs, des aventures, des expériences au nom de principes, par peur ou par léthargie, pour faire plaisir aux autres, pour me conformer aux normes familiales, religieuses, culturelles, celles de l'époque dans laquelle je vivais ? N'étais-je pas restée bloquée par des traumas inconscients, et tout cela peut-être à mon insu ? Loin d'être anodine, cette visite d'un dimanche d'été vint bouleverser ma vie. Elle fut le départ d'une exploration et d'une transformation personnelle dans lesquelles, je voudrais, à travers ce livre, vous entraîner.

J'ai alors rêvé une autre destinée pour le maître des lieux (que j'ai appelé Edgar), faites d'aventures que vous allez découvrir au fil de ce livre, où s'entremêlent des faits réels, des lieux et des éléments historiques liés à cette partie de l'État de New York, non loin de la ville de Kingston, mais surtout d'éléments purement imaginaires.

Chaque chapitre sera une étape de transformation, de passages indispensables pour retrouver qui nous sommes vraiment, tout au fond de nous et ainsi nous remettre en route sur le chemin de notre destinée.

C'est à toutes les personnes qui ont envie d'entamer ce chemin de transformation que ce livre s'adresse : une sorte de petit manuel de libération.

Alors n'attendons plus et partons à la rencontre d'Edgar et Alma, les héros de cette histoire.

CHAPITRE 1
Accueillir ces chocs qui ébranlent nos croyances

« Accueillons avec gratitude l'effondrement de nos anciennes références, libérons-nous de nos enfermements, de nos mémoires passées pour permettre au nouveau d'émerger. »

Anonyme

Où le destin vient frapper Edgar et bouleverser son monde.

Octobre 1905

Il était une fois, deux fois, maintes fois où des humains avaient choisi un tertre dominant un fleuve pour établir leur communauté. La raison en était évidente : protection, visibilité à perte de vue afin de pouvoir anticiper les ennemis potentiels, accès à la rivière pour la navigation, les échanges commerciaux, la pêche et bien sûr accès à l'eau. L'histoire que je vais vous raconter se déroule dans un très beau et grand château, bâti sur les bords d'un fleuve qui était en fait un estuaire, un fjord très ancien, dans ce que l'on nomme aujourd'hui l'État de New York.

Dans les années 1889, Edgar Hamilton et sa femme Alma avaient acquis ce vieux domaine, célèbre pour sa tour millénaire qu'un ancien propriétaire excentrique avait spécialement fait venir d'Écosse, pierre par pierre, en bateau. Ils l'avaient rénové, agrandi et doté de tout le confort moderne possible à l'époque : téléphone, électricité, chauffage central. Tout au long de l'année, réceptions, dîners, bals, fêtes s'y succédaient ;

"

J'ARRÊTE
LES CROYANCES
LIMITANTES !

de magnifiques feux d'artifice venaient se refléter sur le majestueux cours d'eau bordant les jardins de la propriété. Insatiable cavalière, passionnée de nature et éprise de liberté, Alma parcourait chaque jour son immense domaine sur Pégase, son étalon préféré.

Mais le destin frappa un jour. Surprise par un arbre qui entravait son chemin, sa monture se cabra et la fit chuter. Elle mourut quelques jours plus tard, à l'âge de 49 ans. Inconsolable, Edgar ne put accepter cette tragédie. Alma était toute sa vie, ce qui le faisait aimer la vie. Je dirais même sa propre vie. Il s'était en effet jusqu'alors surtout consacré à ses affaires et au développement des lignes de chemin de fer de la compagnie ferroviaire de son père, si bien que toute sa vie sociale et sa vie intime dépendaient entièrement de celle d'Alma. C'est elle qui animait la vie au château et lui donnait son âme. Sans Alma, il se retrouvait comme orphelin. D'un caractère déjà solitaire et taciturne, Edgar s'isola de plus en plus et fit fermer la plupart des salles du château, d'abord au rez-de-chaussée puis celles du premier étage, en fermant les chambres. Il congédia presque tous ses domestiques, ne gardant que quelques fidèles serviteurs parmi lesquels Anatole, son dévoué jardinier, Nestor son indispensable majordome, d'origine anglo-belge, dont la présence lui était si précieuse, et bien sûr Anna, sa fidèle cuisinière.

Il cantonna sa vie à une petite chambre du deuxième étage, qui était en fait celui des domestiques. Elle était meublée d'un lit simple, d'une table et d'une chaise. Il conserva quelques livres – qu'il n'ouvrait d'ailleurs jamais – et réclamait toujours les mêmes plats préparés et servis par sa vieille cuisinière. Dans cet espace si restreint, il se sentait comme rassuré.

Étape 1 de libération : comprendre le poids de nos croyances sur notre vie

Imaginons-nous au milieu de l'hiver : il a neigé toute la nuit et lorsque nous ouvrons les yeux au petit matin un vaste champ recouvert d'une neige immaculée s'étend devant nous. Pour traverser cette étendue, il faut nous frayer un nouveau chemin et faire les premiers pas dans cette neige vierge. Les jours et les hivers suivants, nous marcherons sur nos propres traces, car il est beaucoup plus facile d'emprunter toujours le même chemin que d'en créer un nouveau à chaque fois. C'est comme cela que les ruisseaux, les rivières, puis les fleuves se forment. Notre sphère mentale est semblable à ces lits de rivières, à ces chemins naturels. Comme dans un circuit imprimé, nous construisons au fur et à mesure de nos expériences de vie des raisonnements, des tentatives d'explications afin de donner du sens à nos trajectoires et d'apaiser nos émotions douloureuses. Par exemple, les hommes il y a bien longtemps pensaient que la foudre était l'expression de la colère des Dieux ! Nous sourions aujourd'hui de ces croyances d'hier, mais nos croyances d'aujourd'hui feront certainement sourire nos descendants dans quelques siècles.

Ces croyances à première vue semblent utiles, car elles nous servent à prédire le futur, à appréhender ce qui est nouveau et inconnu, en faisant un copié-collé de ce que nous avons déjà vécu avant. Ainsi nous y sommes mieux préparés. À chaque fois qu'il nous arrive quelque chose, nous tirons des conclusions, des pensées, des jugements qui se transforment peu à peu en vérités immuables (comme les traces dans la neige) et qu'ensuite nous transmettons à nos proches.

Ces convictions, ces schémas mentaux rigides expliquent, mesurent, jugent tous les aspects de notre vie : la nature de la réalité qui nous entoure, qui nous sommes et qui sont les autres bien sûr et, de ce fait, ce que la vie devrait être.

Un peu de neurosciences : le cerveau du petit enfant est une éponge

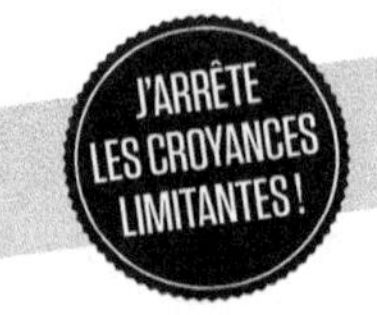

Notre cerveau pèse 400 g à la naissance, 1 000 g à 2 ans (donc avant l'accès à la parole) et 1 400 g à l'âge adulte. Par rapport aux autres mammifères qui marchent tous à la naissance, le petit humain est terriblement prématuré. Il est incapable de se déplacer durant la première année, et il lui faudra attendre 5 à 6 ans pour avoir un corps avec des proportions physiques similaires à celles de l'adulte. Mais l'humain a, au cours de son évolution, tant développé son cerveau, et donc la taille de sa tête, qu'il ne pourrait plus naître par voie basse. Il naît donc physiquement prématuré, donc très dépendant de l'adulte. Le cerveau est dans une sorte d'état hypnotique durant cette période, en particulier les trois premières années : il télécharge une quantité phénoménale d'informations, de savoir-faire, mais aussi toutes sortes de croyances, celles de ses parents, de sa famille, du milieu de vie et du milieu social, de la culture, de l'époque dans laquelle il vit, sans compter les mémoires cellulaires transgénérationnelles, certaines transmises à travers son ADN.

L'enfant ne peut pas filtrer ce qui lui est imposé : il n'a en général pas ou peu le choix et doit se conformer aux désirs de ses parents, leur obéir, entrer dans le moule qui lui est présenté, car il dépend totalement d'eux. Pour être aimé et appartenir au groupe familial, il va falloir très souvent qu'il renonce à qui il est vraiment : ses désirs, ses envies, ses impulsions. Bien sûr, il y aura la crise des 2-3 ans où il essaiera de s'opposer en disant « non » et en voulant faire « tout seul », mais les colères de cette période sont souvent assez mal accueillies et, très vite, l'enfant va devoir se plier au désir des adultes, qui attendent de lui qu'il soit sage et obéissant. Il va bien souvent enfouir tout au fond de son être ce qui constitue sa vraie nature, sa singularité. Souvent désavoué, critiqué, jugé, il en déduit malheureusement qu'il n'a sans doute pas beaucoup de valeur puisque c'est l'image que lui renvoie le monde extérieur.

Comment ne pas idéaliser nos parents qui sont, lorsque nous sommes enfants, comme des demi-dieux desquels notre survie dépend entièrement ? L'empilement de pseudo-vérités pendant l'enfance va continuer au cours du temps à construire ce que nous pensons être. Ces croyances deviennent une sorte de prison qui finit par étouffer celui ou celle que nous sommes vraiment au départ et que nous continuons d'être au fond de nous.

Bien souvent invisibles et inconscientes, comme le filigrane sur une feuille de papier, elles viennent teinter toutes nos pensées, nos actions, notre manière de ressentir, un peu comme le système opératoire de notre ordinateur œuvrant sans qu'on le sache et programmant tout son fonctionnement.

Alors comment découvrir nos croyances ?

C'est très simple : il suffit d'observer notre vie, qui est le reflet de qui nous sommes. Je sais que certains d'entre vous vont protester, mais on ne peut y échapper. Tout ce que vous vivez est vous. Dites-moi comment vous vivez et je vous dirai quelles sont vos croyances !

À chaque situation traumatique, ou agréable d'ailleurs, nous tirons des conclusions sur nous-même, les autres et le monde. Ainsi, nous pouvons être persuadés par exemple que les chiens sont méchants (nous pouvons en donner la preuve, car notre arrière-arrière-grand-mère un jour a été mordue, et depuis nous racontons cette histoire), et nous regardons tous les faits divers au sujet des attaques de chiens, cherchant la confirmation de ce que l'on nous a transmis. Immédiatement, cela attire notre attention, car nos filtres sélectionnent la réalité dans laquelle nous sommes plongés, comme des « cookies » : nous indexons toute l'information et choisissons sans choisir. Nous sommes comme programmés pour consulter tel ou tel article, nous limitons notre accès à toute la bande passante d'information, en supprimons certaines, en amplifions d'autres qui viennent valider ce que nous pensons déjà.

Attention ! Gare à nous ! Si un jour des évènements se présentent et qu'ils ne trouvent pas leur place dans notre classement, cela

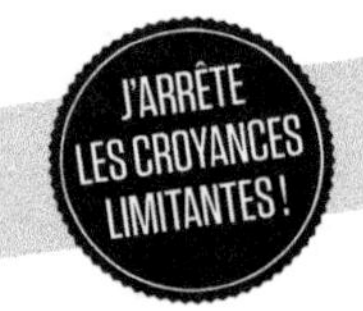

devient la catastrophe, la crise, le chamboulement dans la conception de « notre » réalité.

Mais n'est-ce pas en fait un cadeau, une incroyable opportunité de se remettre en question et d'ouvrir notre champ des possibles ? C'est ce que nous verrons dans les pages qui suivent.

Et vous, comment occupez-vous votre château intérieur ?

Pour commencer cette aventure avec Edgar, je vous invite à tracer votre château intérieur. N'oubliez aucune pièce et notez dans chacune les croyances qui limitent votre rayonnement.

Par exemple :

Pièce du château	Ce que la pièce représente dans mon château intérieur	Les croyances qui me limitent
Le jardin	Ma relation à la nature	Il faut qu'il soit paysagé, enclos et fermé / j'adore / c'est l'endroit où je me détends / un endroit que je laisse sauvage / les jardins ne servent à rien / je déteste, trop d'entretien...

Pièce du château	Ce que la pièce représente dans mon château intérieur	Les croyances qui me limitent
La façade	Les apparences dans votre vie	
L'entrée	L'accueil de ce qui est extérieur	
La chambre	Votre intimité – votre sommeil	

Pièce du château	Ce que la pièce représente dans mon château intérieur	Les croyances qui me limitent
La salle de bain	Votre corps – comment s'en occuper	
Le salon	Votre vie sociale – les arts – la créativité	
La cuisine	Se nourrir – la convivialité	
Le grenier	Les vieux objets que l'on accumule – Le passé	
Le sous-sol	Les racines et les fondations de votre être – vos ancêtres	
La bibliothèque	Votre vie intellectuelle – la culture	
Le jardin	Votre rapport à la nature	

Accueillir ces chocs qui ébranlent nos croyances

CHAPITRE 2

Examiner notre vie pour découvrir l'origine et le sens de ces crises

> *« Le Maître fait ce qu'il doit faire et s'arrête.*
> *Il comprend que l'univers sera à tout jamais hors contrôle.*
> *Et que d'essayer de dominer les évènements va*
> *à l'encontre du Tao (de la voie). »*
>
> Lao Tseu

Où l'on découvre les origines d'Edgar et les précédents habitants de ses terres.

État de New York, septembre 1905

Le château des Hamilton était construit sur un ancien village de Mohicans, qui avaient déjà identifié ce tertre comme un endroit stratégique des milliers d'années auparavant. Il n'était pas rare qu'Anatole, le jardinier, retrouve des outils de pierre ou de fer, pointes de flèches et ustensiles divers en labourant ou en bêchant ses jardins. Il ne manquait jamais, malgré son grand âge, de se courber pour les ramasser. Il les nettoyait délicatement puis, comme s'il voulait que le soleil les bénisse, il les brandissait à bout de bras pour mieux les observer, avec tout le respect et l'admiration qu'il avait pour ces êtres humains qui avaient occupé avant lui cette terre et qui finirent par être injustement expulsés de leurs territoires ou exterminés. Anatole avait réuni avec soin tous ces trésors, reliques d'une civilisation éteinte, dans un coin de sa serre, créant une sorte de petit musée

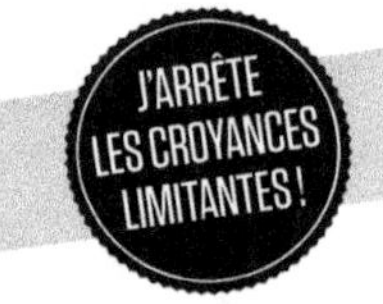

dédié aux Premières Nations, appelés autrefois Indiens ou Amérindiens[3]. Il aimait y entraîner amis et visiteurs, et les sensibiliser à l'histoire de ces pauvres Mohicans. Il se sentait naturellement proche de cette riche culture, partageant cet immense respect pour la terre, le ciel et le goût d'une vie simple, proche de la nature, rythmée par les rituels, les saisons, faite de chasse, de pêche, de cueillette et de quelques cultures.

N'était-il pas curieux de voir que l'histoire se répétait d'une certaine façon ? À l'endroit même où les Mohicans avaient disparu, la lignée des Hamilton s'éteindrait, elle aussi : Alma avait laissé Edgar sans héritier, et lui-même se laissait mourir d'affliction.

Comme la terre et les lieux, la famille Hamilton avait sa propre histoire. Originaire d'Écosse, elle s'était établie dans le Nord-Est des États-Unis au début du XVIIIe siècle et s'était enrichie lors de l'expansion industrielle. Le grand père d'Edgar avait fait fortune dans les transports maritimes et ferroviaires. Ses fils avaient su les développer en créant de nouvelles lignes reliant le Nord au Sud, du Canada à l'océan Atlantique, et l'Est à l'Ouest. Monsieur Hamilton père avait eu deux fils ainsi que des filles ; mais à l'époque, les filles ne comptaient que si elles devenaient les épouses d'hommes influents pour créer des alliances de pouvoir et d'argent. Le père n'avait pas manqué de leur trouver des partis intéressants pour la famille. L'aîné de ses fils était sa fierté : il lui ressemblait et avait repris la plupart de ses affaires, mais c'était un coureur de jupon invétéré. Le héros de notre histoire, Edgar était le fils cadet.

---

3. Il y a une grande controverse actuellement au sujet du nom des autochtones présents lors de la colonisation des Amériques par les Européens et les Mexicains. C'est un sujet délicat et complexe. Certains préfèrent que l'on fasse référence à la tribu à laquelle ils appartiennent : Algonquins, Inuit, Mohicans. Il semble que le nom « Premières Nations » ou celui de la tribu soient actuellement les plus appropriés. C'est ceux que nous utiliserons dans ce livre.

Il était tombé amoureux d'une cousine de près de dix ans son aînée, Alma, lors d'un bal mondain, lorsqu'elle avait 33 ans et lui 24. Celle-ci avait une nature entière et passionnée et se morfondait dans un mariage forcé par ses parents. Leur liaison créa un véritable scandale dans la famille. Mais leur amour était plus fort, et Alma demanda le divorce, chose très rare à l'époque. Edmond Hamilton, le père d'Edgar, lança un ultimatum à son fils : il devait renoncer à épouser cette divorcée ou il le déshériterait et l'écarterait de la famille. Il brava l'interdit et épousa Alma en secret. Edgar continua à travailler pour l'entreprise familiale à Manhattan, mais son rôle fut fortement restreint, et il n'eut plus beaucoup de relations avec les membres de sa famille. Son père n'accepta jamais sa décision et se limita avec lui à des contacts purement professionnels. Cela ne déplaisait pas tant que cela à Edgar : il pouvait ainsi passer plus de temps au château qui devint au cours du temps leur résidence principale. Il s'investit beaucoup dans la gestion de ses lignes de chemin de fer (même si elles étaient secondaires) et laissa Alma diriger leur vie. Alma ne put concevoir d'enfant et mourut malheureusement bien trop tôt, faisant s'écrouler le monde d'Edgar. Sa mort laissait Edgar désespérément seul : Alma était devenue au fil des années tout son monde, occupant la place de compagne, de confidente, mais aussi de régisseuse du quotidien, maternant Edgar qui remettait entre ses mains toutes les décisions. Il se retrouvait comme un enfant perdu dans un monde inconnu, bien éloigné de cette vie heureuse qu'ils avaient projetée ensemble.

Examiner notre vie pour découvrir l'origine et le sens de ces crises

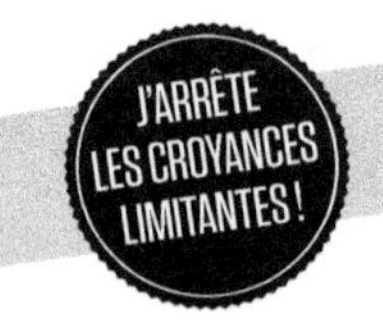

Étape 2 de libération : l'ébranlement de notre vie par un facteur extérieur ou intérieur

La vie n'est pas prévisible

N'avons-nous pas tous profondément ancré en nous comme une évidence, je dirais plutôt une illusion, que la vie est prévisible. Nous traversons différentes étapes de développement bien précises – du nourrisson au bébé, du bébé au jeune enfant – marquées par l'apprentissage de la parole, de la propreté, de l'autonomie, l'entrée à l'école maternelle, primaire, secondaire, à l'université, l'exercice d'une profession, le mariage, les enfants, la retraite et le cimetière. Vous connaissez tous ces filières de vie, bien tracées, ce long fleuve tranquille que vos ancêtres ont eux aussi, selon la légende, navigué. C'est en général ainsi que nous projetons nos vies et notre futur (en évitant de trop penser au cimetière, car cela nous forcerait à nous poser des questions trop fondamentales).

Alors, lorsqu'une crise, un accident, un effondrement de notre vie se produisent, ils bouleversent cet ordre établi, toutes ces croyances en la stabilité et la prévisibilité de notre réalité. Pour pouvoir gérer ces évènements dérangeants et leur trouver une raison d'être, nous allons avoir recours au déni et/ou au blâme. Nous rejetons la responsabilité sur la vie, « la-faute-à-pas-de-chance », le hasard, la société ou que sais-je, le gouvernement, mais il est très rare que nous nous remettions en cause.

Mais, je vous invite plutôt à chercher en quoi nous avons inconsciemment participé à la création de tout ce chaos et comment nous l'avons peut-être même savamment orchestré. En effet, nous choisissons bien souvent de faire l'autruche, de mettre la tête dans le sable, en évitant ou niant les situations qui posent un problème, en minimisant les conflits prêts à exploser, espérant qu'ils se résoudront d'eux-mêmes. Et pourtant à postériori, on aurait pu se douter que l'on s'engageait dans une impasse ou que l'on se trouvait dans une situation de déséquilibre, peu viable à long terme. Mais confronter notre réalité et résoudre les conflits demande du courage et, la plupart du temps, nous avons peur et misons plutôt sur la passivité et l'espoir d'une résolution miraculeuse. Et si ces situations étaient un miroir magique capable de nous montrer qui nous sommes vraiment, qu'est-ce que ce reflet dirait de nous, de nos croyances limitantes, des zones de notre être réprimé, limité ou inconfortable ?

Changer ses croyances pour voir l'obstacle comme une opportunité

Ces obstacles apparents ne sont en réalité que des ouvertures vers des transformations potentielles, de véritables opportunités d'expansion et d'évolution. Des tremplins vers notre nouvelle vie.

Un grand nombre de personnes ont connu des passages très difficiles dans leurs vies – deuil, divorce, perte d'emploi, maladie grave, accident. Après avoir traversé leur crise, ils témoignent souvent qu'en fait celle-ci les a amenés à changer, à s'ouvrir, à transformer des parties d'eux-mêmes en souffrance et surtout à devenir beaucoup plus conscients et présents à leur propre vie, à leur environnement et aux autres. En somme, cela leur a permis un approfondissement général de leur être.

Ils concluent par ce commentaire qui étonne parfois : ils ne voudraient pour rien au monde être quelqu'un d'autre, devoir vivre une vie autre que la leur ou même parfois ne pas avoir vécu cette épreuve. Étonnante preuve d'acceptation radicale de soi-même et d'humilité devant la complexité de la vie.

Examinez votre vie

Sur une grande feuille de papier, notez les grandes étapes de votre vie :

1. Les circonstances de votre conception (désirée ou non), votre gestation (problèmes ou difficultés diverses pour vos parents) et votre naissance (traumatique ou non).

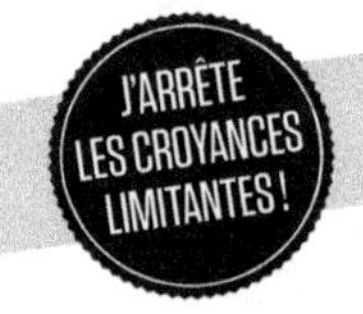

2. Votre place dans la fratrie et votre rôle dans votre famille.
3. Votre petite enfance (0 à 7 ans) : santé, développement, relations aux parents.
4. Votre enfance (7 à 12 ans) : scolarité, jeux, amis, vie familiale, hobbies, sport.
5. Votre puberté et adolescence : scolarité, vie sociale, amitiés, hobbies, sport, choix de filière d'étude (imposée par les parents ou non).
6. Votre vie de jeune adulte : études, travail, vie amoureuse.
7. Votre vie adulte : travail, famille, santé, hobbies.
8. Votre vie actuelle : êtes-vous satisfait de votre vie ?

Pour chaque étape, notez les croyances que vous avez pu construire, parfois de façon inconsciente. Prenons l'exemple de Julia.

Étapes de la vie	Exemple de Julia	Croyances limitantes de Julia
Conception, gestation et naissance	Désirée par sa mère surtout dans le but de sauver son couple. Le père a toujours trompé sa femme qui se sent abandonnée et a peur de perdre son mari.	Je sers l'intérêt des autres. Je ne suis pas aimée pour qui je suis.
Place dans la famille et la fratrie	Troisième enfant : une sœur de six ans son ainée puis un frère qui a deux ans et demi de plus qu'elle.	Je suis la petite moins capable que mes deux ainés. Je suis inférieure aux autres.
Petite enfance (0-7 ans)	Un père, autoritaire, il a une entreprise florissante, n'est jamais là et rentre tard le soir. Seules les vacances réunissent quelque peu la famille dans des maisons de vacances avec beaucoup de fêtes, d'alcool, d'amis qui défilent. Julia voit peu son père qui ne manque pas une occasion de l'humilier devant ses amis, car elle est plutôt garçon manqué et sportive. Son père voudrait une fille qui lui reflète une image féminine, comme sa sœur ainée, Julia sent bien qu'elle déçoit papa.	Je ne suis pas importante. Mon père ne m'aime pas (pour un enfant, intérêt et temps passé avec un parent = amour). Ma mère ne m'aime pas (et pour un enfant : si on ne m'aime pas c'est que je suis mauvais, pas bien). D'ailleurs la preuve : mon père m'humilie donc je suis défectueuse. En plus publiquement, ce qui entraîne de la honte.

Étapes de la vie	Exemple de Julia	Croyances limitantes de Julia
Enfance (7-12 ans)	La situation se dégrade dans le couple de ses parents. Disputes, maman se sent délaissée et commence à déprimer. Julia se débrouille toute seule sans parents. Heureusement qu'elle a sa meilleure copine qui habite tout près et avec laquelle elle passe ses week-ends. Elle passe son temps chez elle. Cela lui évite d'entendre les disputes, les pleurs de sa mère, les cris et menaces de son père.	Il est douloureux de ressentir trop d'émotions, de sensations. Il vaut mieux se couper de tout cela et vivre ailleurs. Voisine : fuir ce qui est douloureux en soi, chez soi. La stratégie est trouvée. Se couper de soi-même et ne pas trop compter sur sa famille.
Puberté et adolescence	Rarement à la maison, elle fait pas mal la fête ; sa sœur part à la fac, son frère est la fierté de papa : il va passer le bac avec un an d'avance puis école de commerce. Il veut reprendre l'entreprise familiale. Julia obtient de mauvais résultats. Elle doit redoubler sa 2de et perd toutes ses copines. Elle se sent seule et humiliée.	Je perds tous les gens dont je suis proche parce que je ne suis pas assez bien : mes parents, mes frères et sœurs, mes copines de classe. Je dois me débrouiller toute seule, continuer à enfouir mes impressions et fuir. Je ne compte pour personne. Je suis défectueuse.
Vie de jeune adulte	À la fac de Lettres elle rencontre Aurélien et s'engouffre dans la relation. Elle « tombe » enceinte, ils décident de garder le bébé. Le père de Julia lui propose un job dans son entreprise au service communication et lui offre un salaire. Elle quitte la fac. Son frère devient son chef, comme quand elle était petite.	Je n'ai pas le choix et dois me contenter de ce qui m'arrive. Je dois servir les autres, me sacrifier. Je ne suis pas importante. Je suis inférieure aux autres membres de ma famille dont je dépends.
Vie d'adulte	Julia n'est pas très heureuse. Elle se sent un peu abandonnée par Aurélien. Son père l'humilie de temps à autre devant ses collègues. Elle n'aime pas son travail, se sent piégée de tous les côtés. Elle s'achète une moto pour pouvoir respirer un peu, fuir, se sentir libre.	Je ne suis pas importante. Personne ne m'aime. Il faut fuir ce qui est douloureux. Aller vite pour ne pas trop sentir ses émotions.

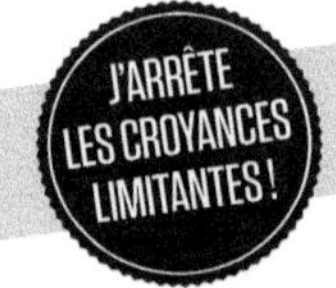

Étapes de la vie	Exemple de Julia	Croyances limitantes de Julia
Vie actuelle	Julia a eu un accident un soir qu'elle rentre sous la pluie. Elle s'en est sortie, mais sombre dans la dépression. Cela lui donne le temps d'examiner sa vie, ses décisions. Elle décide de reprendre sa vie en main ; de plus sa grand-mère vient de mourir et lui laisse un petit héritage qui tombe à point. Elle décide de : – reprendre des études pour devenir coach, – faire une thérapie de couple avec Aurélien, – déménager dans un endroit qui lui plaît.	Avoir frôlé la mort est un signal d'alarme pour elle. Elle se rend compte qu'elle ne vivait pas réellement sa vie. Elle réalise : – qu'elle est importante, – qu'elle est aimée, – que c'est à elle de créer sa vie, une vie où elle peut exprimer qui elle est, – qu'elle peut co-créer avec Aurélien une vie où chacun prend sa place. Elle entre en contact avec sa résilience et son désir de vivre.

Vous voyez donc que chaque évènement de la vie de Julia va installer en elle des croyances limitantes qui vont venir étayer sa vie d'adulte et en influencer tous les domaines : profession, vie amoureuse, de famille, santé, désirs, liberté, ambition, plaisir. Maintenant, à vous de jouer !

Étapes de la vie	À vous	Croyances limitantes
Conception, gestation et naissance		
Place dans la famille et la fratrie		

Étapes de la vie	À vous	Croyances limitantes
Petite enfance (0-7 ans)		
Enfance (7-12 ans)		
Puberté et adolescence		
Vie de jeune adulte		
Vie d'adulte		
Vie actuelle		

CHAPITRE 3
Créer un espace de transformation : former sa chrysalide

« La plus grande forme de bonté est comme l'eau.
L'eau sait comment bénéficier à tous sans effort.
Elle reste dans des endroits détestés de tous les humains.
En ce sens, elle est proche du Tao. »

Lao Tseu

Où Edgar, enfermé et figé dans sa petite mansarde, laisse son restant de vie couler comme le fleuve sous la glace. S'immobiliser lorsqu'on ne peut ni fuir ni affronter.

Décembre 1905

Terrassé par la douleur, Edgar était bloqué et gisait immobile dans sa mansarde. Pendant ce temps, l'hiver froid, gris et bien triste s'écoulait. Edgar ne s'en aperçut pas. Il passa tout l'hiver allongé dans sa petite chambre du deuxième étage, tout en haut du château. Il touchait à peine aux repas qu'Anna lui montait sur un plateau. Il s'était désintéressé de ses affaires, surtout de ses lignes ferroviaires. C'était dorénavant l'entreprise familiale basée dans la ville de New York, plus au sud, qui les gérait pour lui. L'absence d'Alma lui était intolérable. La seule chose qui le reliait à la vie était la rumeur sourde du fleuve Mahecantuck qui coulait inlassablement, imperturbablement, juste sous ses fenêtres, comme un écho lointain à la vie qui se poursuivait, invisible. En effet, dès décembre, de gros blocs de glace se formaient

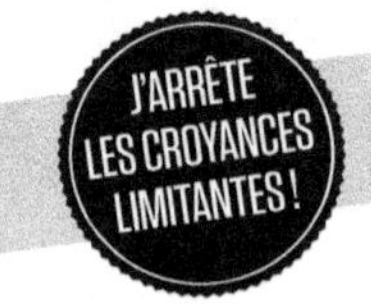

et s'entrechoquaient, puis peu à peu, cette rivière, qui était en fait un estuaire, gelait complètement en surface. Comme les brise-glaces n'existaient pas encore, on traversait la rivière à pied ou sur des traîneaux tirés par des chevaux en attendant le dégel.

Edgar était seul, à la dérive, ivre de chagrin, déconnecté de la réalité qui l'entourait. Seuls les bruits extérieurs du peu de vie qui restait encore au château ainsi que les bruits sourds du gel ou le silence de la neige le reliaient à la présence du monde environnant.

Inerte, se laissant dériver, perdu, les yeux fermés ou rivés au plafond, il se sentait glisser, porté par la présence de cet immense fleuve, comme sur un radeau, sans trop savoir vers quelle destination, dans une semi-anesthésie. Un jour pourtant, il entendit des bruits inhabituels au rez-de-chaussée et ressentit une sorte de danger et d'urgence. Curieusement, une part de lui était presque heureuse qu'un peu de brouhaha vienne ébranler sa vie ensuquée dans cette inertie presque totale. Il sonna Nestor qui lui expliqua que le régisseur venait de trouver un jeune chien émacié, tremblant de froid et perdu dans la forêt près du château. Pris de pitié, il demanda à Anna de le nourrir pour lui redonner un peu de force. Edgar approuva et dit que ce chien pouvait bien rester aussi longtemps qu'il lui était nécessaire. Alma adorait les animaux, et il pensa qu'elle n'aurait pas hésité une seconde à recueillir ce chien en détresse. Il se surprit à presque esquisser un sourire en pensant à elle.

Étape 3 de libération : accepter ce qui est

Diverses réactions à la souffrance

À l'image de ce grand fleuve pris par les glaces en ce mois de décembre, Edgar était dans une situation totale de blocage. Tous ses projets, toutes ses croyances sur ce que le présent et le futur auraient dû être, étaient devenus incompatibles avec la réalité dans laquelle il se trouvait et qu'il refusait totalement.

La vie immanquablement engendre des souffrances que l'on ne peut éviter. Plusieurs choix s'offrent à nous ; nous pouvons faire de ces évènements des perles, comme l'huître qui va construire une petite boule de nacre autour d'un irritant. Nous les accueillons, nous nous laissons traverser par les émotions douloureuses : surprise, peur, tristesse, culpabilité, colère. Puis nous intégrons les leçons que nous tirons de ces épreuves, en modifiant notre trajectoire de vie, en changeant nos attitudes et en transformant nos croyances. C'est le chemin de l'acceptation, de l'adaptation et de l'humilité.

Ou bien nous pouvons refuser d'admettre la réalité en la niant et en nous bloquant. Cela peut mener à la dépression, la somatisation, un lent étiolement de nos forces physiques et psychologiques. Nous essayons de stopper le flot de la vie, d'arrêter le cours du temps, pour ne pas ressentir notre douleur. C'est une sorte de déni de réalité ; on se refuse à se laisser traverser par toutes les émotions associées à ce moment, ce qui permettrait de créer un mouvement évolutif. Certaines formes de dépression – mais pas toutes – sont une répression de nos émotions. On va se retrouver figé, bloqué, et malheureusement on va arrêter tout mouvement : arrêt de travail, traitement qui va limiter la personne un peu plus et l'isoler encore plus socialement.

On peut aussi se positionner en victime pour continuer à blâmer quelqu'un ou quelque chose, parfois pendant des décennies sans avoir gain de cause. On rumine et on reste accroché à son désir de vengeance et de rétribution, sans aboutir bien sûr à une quelconque résolution.

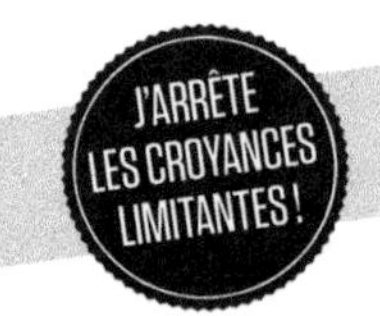

Alors que faire ? Prendre le temps de s'arrêter et de se réorienter

Un trauma soudain nécessite une acceptation radicale de ce qui se passe dans nos vies. La souplesse mentale et émotionnelle permet d'embrasser ce qui est, pour pouvoir petit à petit le digérer, le métaboliser, intégrer ces évènements perturbateurs de notre routine afin de créer une vie plus vaste et plus riche.

Bien que peu encouragés par notre société centrée sur l'action et l'efficacité, nous devons nous autoriser à vivre des périodes de transition, de métamorphose et à respecter notre rythme intérieur qui parfois a besoin d'inaction. Ne vous forcez pas à l'action car ce n'est pas le moment. Le moment est au lâcher prise de vos anciens attachements que ce soit à des personnes, à des positions, lieux, objets, projets. Quelque chose d'autre est en train de se mettre en place, et il faut de l'espace et du temps pour que cela se manifeste.

Ce moment est un temps d'inaction, un peu comme les terres que l'on laissait en jachère, en friche, tous les sept ans. Il y avait une sagesse inhérente à toutes ces pratiques ancestrales. Certaines fonctions offrent le droit à des congés sabbatiques pour faire une pause, effectuer des recherches, écrire, publier et retourner à son travail enrichi par de nouvelles perspectives. Dommage que ce ne soit plus répandu.

Si vous vous trouvez à une croisée des chemins avec des choix importants à faire, ne vous pressez pas, laissez-vous partir à la dérive, lâchez prise, ayez confiance, reconstituez vos forces dans la non-action et l'écoute extérieure et intérieure, comme Edgar dans sa mansarde. Souvent, on ne s'octroie pas le droit de faire une pause pourtant nécessaire ; on continue jusqu'à ce qu'une crise beaucoup plus grave se produise et nous oblige enfin à prendre du temps pour examiner notre vie et nos choix ; mais hélas, souvent dans l'urgence et le stress. Il nous faut donc accueillir les moments où nous nous sentons perdus comme plutôt béné-fiques ; cette période de doute et d'examen de nos certitudes qui semblaient jusque-là établies, de contraction, précèdent fort souvent une phase de renouveau et de changement. Elle est similaire à l'actualisation d'un nouvel itinéraire dans un GPS. Nous allons devoir emprunter un nouveau chemin car le précédent nous a conduit dans une impasse.

Questions à vous poser

Et vous ? Avez-vous déjà traversé une période similaire de deuil, de perte ou de désorientation ? De longue maladie ou hospitalisation ? À quelle occasion ?

. . . .

. . . .

L'avez-vous complètement traversée ?

. . . .

. . . .

Avez-vous soigneusement évité de la traverser ? Par quel moyen : en plongeant dans l'action, le travail, les addictions, les relations sociales, les distractions.

. . . .

. . . .

Étiez-vous ou vous sentiez-vous seul(e) ?

. . . .

. . . .

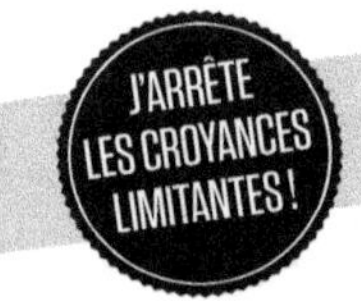

Quelles sont vos croyances envers l'inaction, la contemplation, le lâcher prise, le besoin de repos total ?

. . . .

. . . .

Quel était dans votre enfance le niveau de tolérance de vos parents à l'égard de l'inaction ?

. . . .

. . . .

Est-ce que seule la maladie ou un problème physique l'autorisaient ?

. . . .

. . . .

Comment jugeait-on les gens qui traversaient ce genre d'épreuve autour de vous : déprimés, paresseux, malades, des bons à rien ? Ou au contraire les vénérait-on, car ils étaient des victimes, autour desquelles il fallait vivre sans faire de bruit, sans trop exprimer notre propre vitalité, se faire tout petit ?

. . . .

. . . .

CHAPITRE 4

Saisir l'appel : se réveiller et s'ouvrir au renouveau

> *« Mes ancêtres m'ont appris que les arbres nous enseignent la loi. Maintenant que je suis moins ignorant, je comprends ce qu'ils voulaient dire. »*
>
> **Brooke Medicine Eagle**

Où Edgar se laisse guider par ce qui l'attire et la nature reprend vie : la sève remonte dans les branches.

Février 1906

L'hiver 1905-1906 fut particulièrement rigoureux. Le fleuve avait gelé dès le début du mois de décembre et, même si nous avions déjà traversé la moitié de l'hiver, il y avait peu de signes de dégel. Février arrivait avec ses journées plus chaudes et ensoleillées mais les nuits étaient encore glaciales. Il gelait à pierre fendre. C'était l'époque où Percy, le fermier du domaine, installait traditionnellement les petits seaux en métal pour récolter la sève des érables qui abondaient autour du château.

Edgar, toujours reclus dans sa mansarde, entendit la charrette de Percy et les gros sabots ferrés de son vieux cheval résonner sur les graviers gelés. À intervalles réguliers, le cheval s'arrêtait sous la commande de Percy, soufflait dans ses gros naseaux, hennissant à l'occasion et piaffant lorsque le fermier peinait avec certains arbres. Les premiers jours de ce rituel, il avait dû se frayer un chemin dans la neige à l'aide d'une pelle pour atteindre

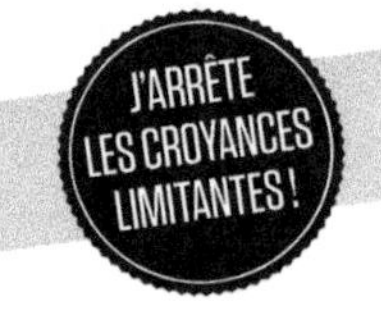

les arbres. Il avait percé leur écorce avec une grosse vrille et planté dans l'orifice une petite gouttière permettant à la sève transparente des érables de s'écouler dans un petit seau en métal, coiffé d'un petit toit. Tout le monde aimait voir ces petites maisons métalliques ornant les arbres à cette saison. Chaque jour de février, la puissante montée de sève pré-printanière était ainsi détournée au profit des humains, et le beau liquide pâle s'accumulait dans ces petits seaux que Percy récoltait tous les deux jours à peu près, selon les températures, et vidait dans une plus grande cuve placée sur sa charrette.

Ce regain d'activité aux alentours du château, qui coïncidait avec l'arrivée du jeune chien dans les cuisines, vint petit à petit réveiller Edgar de sa torpeur émotionnelle. Il se sentait un peu comme dans une salle de réveil, après une longue intervention chirurgicale ou un long coma. Les échos et le rythme de cette vie paysanne au sein et autour du château, les tâches journalières et saisonnières formaient une sorte de cocon accueillant qui entourait sa profonde mélancolie. Comme la nature, il avait été plongé dans un état proche de la mort durant ces derniers mois, ne gardant qu'un tout petit filet de vitalité au fond de son être.

Mais à son insu, progressivement, ses sens se réveillèrent. Pas tous ses sens, non, mais son ouïe en premier lieu. Les bruits semblaient presque son seul lien avec la vie environnante. Il y avait d'abord eu ceux de sa chambre, des visites du médecin, des soins et des domestiques, puis peu à peu la périphérie sonore s'était élargie, comme les ondes autour d'une pierre jetée dans l'eau : les bruits à l'étage, les conversations et les rires étouffés des domestiques qui suivaient les instructions de Nestor, son majordome.

Et puis, il y avait eu les jappements de ce chien, en bas, dans la cuisine, et maintenant son aire de perception s'était étendue à l'extérieur des murs, d'abord les craquements douloureux des eaux du fleuve encore gelé et maintenant le cheval, les roues de la carriole et les tintements métalliques des petits seaux de Percy.

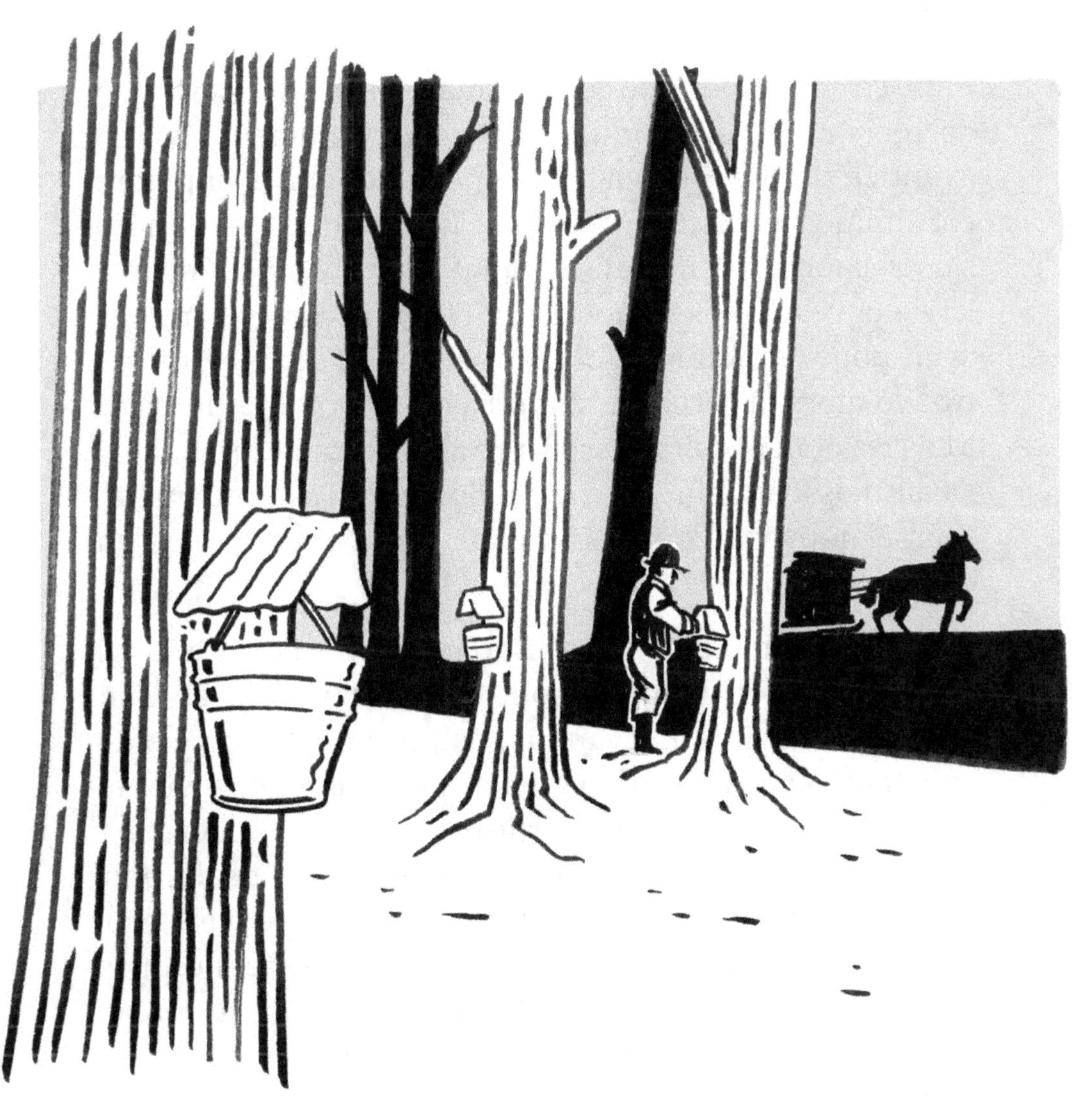

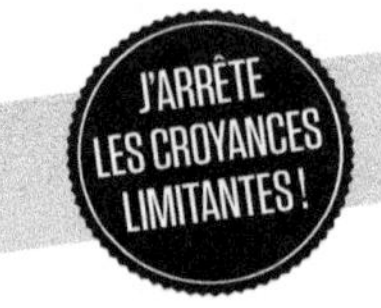

La vie reprenait lentement autour de lui et en lui. Il se sentait comme un naufragé échoué sur une île inconnue. Il lui semblait entendre la vie, Sa vie, pour la première fois. Combien de mois de février avait-il vécu au château, sans jamais ressentir la présence de son corps, de son être, de tout ce qui l'entourait avec autant d'acuité et de profondeur ?

Était-ce possible que cette quasi-mort de ces cinq derniers mois l'ait rendu plus vivant ? Comment vivait-il avant ce drame, où avait-il été pour ne jamais entendre cet immense fleuve geindre, les plaques de glace s'entrechoquer ? Il réalisait qu'il n'avait jamais écouté la vie et ce, depuis toujours. Sa rencontre avec Alma lui avait pour la première fois rappelé qui il était, et il avait trouvé alors la force de s'opposer à la volonté du père. Mais il s'était ensuite laissé vivre à travers elle, et sa mort l'avait laissé comme une coquille vide. Il avait dans un sens à nouveau confié sa raison de vivre à quelqu'un d'autre que lui.

Si Alma était bien morte, Edgar, lui ne l'était pas. Il comprit qu'il fallait qu'il se confronte à sa perte, et surtout qu'il redevienne, lui, vivant. Il avait projeté beaucoup de sa vitalité sur Alma qui amenait littéralement la vie au château ; il avait vécu une partie de sa vie par procuration et avait soudain l'opportunité de se réveiller et de devenir vivant lui aussi. Il ne pouvait plus se cacher derrière elle. Il allait devoir se mettre debout et vivre sa vie, non pas celle d'Alma, ni même celle de son père, mais la sienne. Pour y parvenir, il lui fallait réintégrer son corps, sa partie animale.

Transfiguré par sa prise de conscience, Edgar se leva, s'habilla, fit appeler Nestor et lui demanda s'il était possible d'aller après le dîner visiter la cabane où Percy fabriquait son sirop d'érable. Il était curieux de voir comment la sève transparente se transmuait en ce liquide doré qui remplissait les petits pichets de verre sur la table de son petit déjeuner. Nestor fut surpris de trouver Monsieur habillé, s'affairant dans sa chambre, réclamant qu'on lui prépare pour l'occasion ses vêtements chauds d'hiver. Cela faisait presque quatre mois qu'il n'avait quitté sa mansarde. Le majordome, qui avait accumulé une longue expérience des caractères et des humeurs au cours de sa vie, sentait que cette curiosité était le signe avant-coureur d'un regain de vie, et il s'empressa de contacter Percy pour qu'il vienne plus tard les chercher avec sa charrette. Anna s'assura que Monsieur était bien emmitouflé, comme on le fait d'un jeune enfant. Elle rajouta quelques couvertures au fond de la carriole et confia à Nestor un immense pot de café et des gâteaux tout juste sortis du four. Anna regarda s'éloigner lentement la charrette chargée de Percy, Edgar et Nestor jusqu'à ce qu'elle s'engouffre dans la sombre forêt, puis poussa un profond soupir de soulagement. Elle pressentait qu'un immense pas vers le rétablissement d'Edgar venait d'être franchi. C'était toute la vie du château et du domaine qui s'apprêtait à renaître : en sortant de l'immobilisme et en suivant son désir, Edgar commençait son éveil hors de sa chrysalide. ***Son éveil !***

Étape 4 de libération : l'appel à la vie

Le ralentissement que nous avons évoqué au chapitre 3 est une étape nécessaire bien qu'elle pourrait sembler, de prime abord, une régression. Elle est en effet nécessaire, car elle permet de s'arrêter, de faire une pause après l'affolement qui suit bien souvent une situation traumatique, et ainsi de pouvoir se recentrer sur soi. Bien souvent l'état de choc nous permet, comme pour Edgar, de nous défaire de bien des filtres et masques sociétaux. C'est en

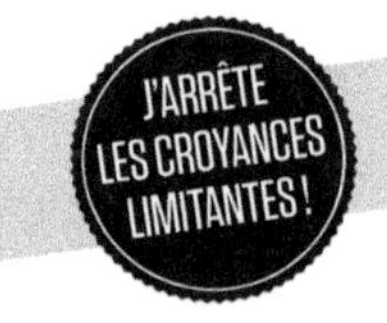

reprenant doucement et lentement contact avec notre corps, nos émotions, nos peurs, nos joies, nos désirs, nos besoins, que nous pourrons redevenir vivant et présent à nous-même, comme dans une sorte de réinitialisation de tout notre être.

Pour cela, il va donc falloir, comme nous l'avons vu au chapitre précédent, grâce à une écoute attentive, trouver dans notre corps, plus précisément notre ventre, notre cœur, nos entrailles, des indices nous guidant vers notre nouveau chemin de vie ! Cette part animale, instinctive, sensorielle, qui permet de nous orienter dans la réalité, est l'expression même de notre incarnation sur Terre, de notre humanité, notre matérialité.

On a beaucoup entendu parler ces derniers temps de la découverte de cellules nerveuses dans nos intestins, d'un cerveau présent dans notre ventre et dans notre cœur. Le champ énergétique de ce dernier est bien plus puissant que celui de notre cerveau. Toutes ces découvertes viennent corroborer ce que les cultures traditionnelles autochtones savaient depuis bien longtemps. Alors, nous allons suivre Edgar et nous aussi réinitier et retrouver nos outils de navigation :

- notre instinct, en faisant confiance et en prenant le temps d'accueillir et décrypter nos sensations physiques : toucher, odorat, vue, ouïe, goût ;
- en ressentant notre ventre et ses réactions aux évènements présents ;
- en écoutant attentivement ce que le cœur nous dit – vous connaissez tous l'expression « si le cœur vous en dit ! ».

C'est en habitant de nouveau ces zones de notre corps, que nous avons été bien souvent amenés à déserter, que nous allons pouvoir entrer en communication avec le monde extérieur et recevoir les informations qu'il nous transmet, en particulier ce nouvel appel à la vie. Celui-ci va nous orienter vers une nouvelle destination, puisque celle que nous avions empruntée n'est plus viable et a débouché sur une impasse. Tel un animal, nous allons nous mettre en rapport, à l'écoute de tous ces messages subtils que notre corps est naturellement apte à capter.

Et tout cela va nous permettre de nous ouvrir à notre intuition. Que ce soit dans des éclairs de fulgurance, évidences qui s'imposent à nous et guident instantanément nos actions ; par des rêves prémonitoires, des coïncidences, nous allons être avertis et pouvoir nous préparer et, comme Edgar dans notre histoire, orienter ou modifier nos trajectoires. C'est une sorte d'ouverture radicale à ce que la vie nous présente.

Connectez-vous à votre corps, à vos sens, à vos émotions

1. Allongez-vous sur le sol ou dans votre lit et sentez bien le poids de votre corps qui se relâche doucement.
2. Relaxez-vous progressivement, en prenant bien le temps de lâcher toutes les tensions. Une technique toute simple est de contracter au maximum tous vos muscles en inspirant, puis de soudain tout relâcher, en expirant profondément. Et cela trois fois de suite.
3. Vous allez ensuite faire un scan de tout votre corps depuis les pieds en remontant doucement jusqu'en haut de la tête. Notez sans les juger toutes vos sensations : inconfort, douleur, tension, sensation de chaleur ou de froid, picotements. Ou au contraire les zones où vous n'avez pas de sensations justement.
4. Dans un second temps, essayez d'analyser ce que vous ressentez. Si ces tensions abritaient des émotions, quelles seraient-elles ? Que diraient-elles ? Vous pouvez donner une voix à certaines parties ou organes de votre corps. Par exemple vos épaules peuvent être fatiguées de tout porter, vos bras peuvent avoir envie de repousser quelqu'un, vos mains de lâcher quelque chose. Laissez-vous prendre au jeu de ce dialogue intuitif avec votre corps. Lâchez-vous !

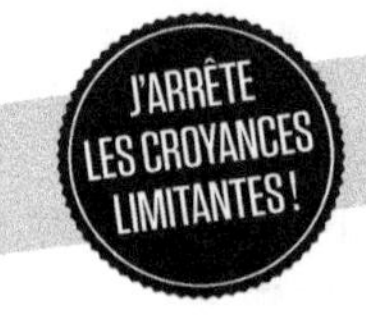

5. Profitez de ces instants pour noter les idées qui vous viennent soudainement, les intuitions qui vous traversent de manière fulgurante, comme venues de nulle part et, bien sûr, noter vos rêves à votre réveil. Utilisez votre petit carnet, et vous aurez plaisir à retracer les pas qui vous ont guidé vers votre nouvelle destination.

CHAPITRE 5

Libérer les émotions bloquées et regagner sa vitalité

« La part de nous qui a le plus besoin d'attention est celle qui ne veut pas ressentir. Lorsque nous nous en occupons, nous sommes transformés, et le monde qui nous entoure l'est aussi. »

Dan Emmons

Où Edgar observe le rituel de transformation de la sève en sirop et se laisse submerger par les larmes et les émotions dans la cabane à sucre.

Février 1906 (suite)

La charrette s'arrêta non loin de la cabane faiblement éclairée. Un feu était en permanence entretenu pour transformer en sirop d'érable la sève que l'on réduisait petit à petit. Il fallait veiller surtout à ce qu'elle ne brûle jamais. C'était un art que seuls quelques fermiers locaux possédaient et qui se transmettait de génération en génération. La fabrication du sirop d'érable était une tradition que tous attendaient car elle venait ponctuer l'hiver si long dans le Nord des États-Unis. Celui-ci commençait avec les premières neiges après Thanksgiving, vers la fin du mois de novembre, et s'achevait avec le dégel en avril, quoique des tempêtes de neige isolées pouvaient encore arriver certaines années en mai.

Les fermiers accueillirent Edgar chaleureusement. Nestor l'aida à s'installer dans un vieux fauteuil, car il était physiquement très affaibli par ces mois de totale inertie,

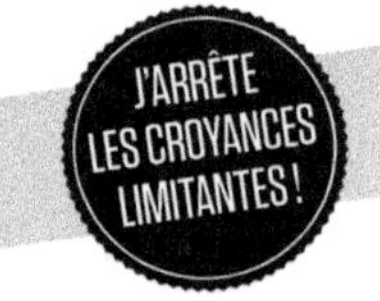

et l'emmitoufla dans les couvertures d'Anna. Quelques hommes parmi les plus anciens, aguerris au processus, dirigeaient les opérations, les jeunes s'affairaient pour alimenter régulièrement le feu avec de grosses bûches, les femmes apportaient du café et des gâteaux pour les nourrir lors de ce rituel tant attendu qui s'étalait sur plusieurs jours et plusieurs nuits. Quelques enfants étaient là, endormis dans des couvertures ou dans les bras de leur mère. Lors de ces veillées, la coutume était de conter des histoires traditionnelles, et notamment celle de l'origine du sirop d'érable. Un vieil homme raconta comment les Micmacs[4] du Nord de la Côte est, vers la pointe du Québec, avaient remarqué un jour un petit écureuil qui léchait la sève s'écoulant d'un arbre dans lequel un homme avait planté son tomahawk[5]. Ils avaient goutté la sève et s'étaient émerveillés de son goût sucré. Ils avaient commencé à la récolter et à l'utiliser dans la cuisson de leurs plats. Le vieil homme enchaîna avec une autre légende selon laquelle une femme algonquine[6] s'était endormie alors qu'elle avait mis de la sève d'érable à cuire dans un pot. À son réveil, il raconta qu'elle y avait découvert un délicieux sirop doré.

Edgar percevait tout ceci, plongé dans un demi-sommeil, bercé par la pénombre, le reflet des flammes dansant sur les murs en bois, et les voix de ces hommes et ces femmes. Il se sentait heureux de vivre cette communion collective autour d'un rituel orchestré pour une fois non pas par un calendrier humain, mais par celui de la nature.

La soirée se poursuivit avec des airs de musique du folklore local. Le processus était long, et il fallait que les hommes en charge restent éveillés. Un homme sortit

---

4. Les Micmacs sont un peuple de langue algonquine qui habite le Canada de l'Est, le Québec mais aussi le Maine aux États-Unis. Ce sont eux qui sont à l'origine du hockey sur glace et étaient jusque récemment les meilleurs constructeurs de crosse de hockey.

5. Petite hache.

6. Tribu indienne du Nord-Est d'Amérique du Nord.

son violon d'un étui, l'accorda et commença à jouer une mélodie simple que tout le monde reprit en chœur. S'élevaient au milieu de la forêt de vieilles chansons traditionnelles, qui racontaient l'amour, la vie, la tristesse et la joie. Edgar fut surpris de sentir une larme glisser sur sa joue. Une grosse larme, épaisse comme ce sirop, une larme qui lui semblait étrangère à lui-même. Elle émergea du dessous d'une écorce épaisse faite de tout son chagrin non exprimé, sa douleur contenue, sa culpabilité congelée autour de son cœur. Et malgré lui, d'autres larmes commencèrent à couler doucement, en silence. Fort heureusement, il était assis en retrait, dans la pénombre et nul ne lui prêtait attention, tant ils étaient tous occupés par l'alchimie du feu, de l'évaporation et de ces mélodies qu'ils reprenaient tous ensemble.

Edgar ne pouvait plus arrêter ce flot. C'était comme si le feu avait un effet inverse sur lui. Alors que la sève s'épaississait, sa carapace à lui fondait doucement, son chagrin se répandait malgré lui ; ce n'était pas volontaire, bien au contraire, mais la nature semblait lui dire qu'il était temps qu'il renaisse à la vie et qu'il était prêt. Après plusieurs heures passées ainsi, dans cette lente hémorragie de tristesse et de deuil, il réveilla Nestor qui s'était assoupi, lui aussi emporté par ce rituel de feu et d'amour. Tous deux remontèrent dans la charrette de Percy qui les raccompagna au château. Edgar monta dans sa chambre, se coucha et toute la nuit durant, son chagrin, son enveloppe d'indifférence, sa carapace d'insensibilité, ses tonnes de douleurs continuèrent à fondre et à s'écouler tranquillement de manière ininterrompue, en dehors de tout contrôle, comme le fleuve sous la glace, comme la sève des arbres. Le flot de la vie reprenait en lui et chassait sa peine. Il ne pouvait que l'accepter. Quelque chose en lui était prêt. Il n'avait pas d'autre choix que de respecter **son rythme**.

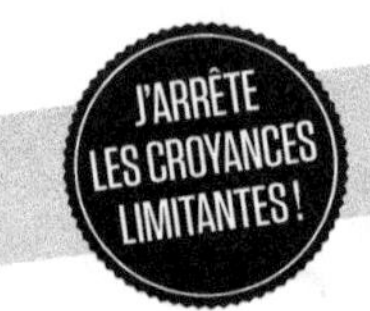

Étape 5 de libération : les rituels de renaissance et la libération émotionnelle

Des rituels de renaissance

Il y a toujours eu depuis la nuit des temps des rituels d'initiation, de passage d'un monde à un autre. Les plus communs sont ceux qui permettent à l'adolescent de passer dans le clan des adultes. Ils comportent toujours six étapes immuables :

- le départ de la maison – coupure avec le maternel ;
- une cérémonie de mort ;
- une cérémonie de renaissance ;
- des enseignements transmis par quelqu'un ;
- une épreuve que l'initié doit traverser seul ;
- un retour à la communauté, transformé, en tant qu'adulte.

Dans la cabane à sucre s'opère une sorte de transmutation. Edgar s'autorise à ressentir et à exprimer son chagrin jusqu'alors figé. C'est dans ce lieu clos, collectif, dans la magie du feu et des chants, qu'il est transporté malgré lui dans un état où finalement il lâche prise et se laisse porter par l'élan de la vie. Il n'est pas rare que des gens relatent avoir été bouleversés dans leur être profond lorsqu'ils étaient enfants, par un spectacle de danse, un concert, une pièce de théâtre, une cérémonie liturgique, un paysage, une scène de leur vie qui leur a révélé un puits d'émotions jusqu'alors inconnues. C'est comme si une porte sur une autre réalité s'ouvrait soudainement et qu'ils contemplaient leur futur. Ils décident ce jour-là soit de devenir eux-mêmes artistes, musicien, danseur, ce qui est fréquent, soit de choisir de partir à la rencontre de cette magie qui leur a été offerte. Ils se promettent de continuer d'explorer ce territoire nouveau sur lequel elle débouche. Ce sont des moments de conscience augmentée et d'impacts profonds sur notre être, d'immense ouverture de nos sens et de notre cœur. Peut-être avez-vous aussi vécu de tels moments ?

Des émotions trop souvent réprimées

Observez les jeunes enfants habiter leurs émotions. Ils passent de l'une à l'autre sans aucune inhibition, n'est-ce pas là le secret de leur énergie ? Mais, hélas, l'école vient bien souvent étouffer tout cela. Il ne faut plus bouger, plus crier, plus pleurer, plus être en colère. Il faut devenir GENTIL ! Et surtout SAGE ! C'est certes plus facile à gérer pour les parents et les enseignants, mais cela rend les enfants apathiques, éteints. Il est bien triste qu'une bonne part de notre éducation consiste à réprimer nos sensations et l'expression de nos émotions : « Arrête de pleurer ! » ; « C'est fini la rigolade ! » ; « Tu n'as pas besoin d'avoir peur ! » ; « Y'a pas de quoi être triste ! » ; etc. Toute cette énergie est consacrée à stopper un mécanisme naturel d'intégration du monde extérieur. Or, si on acceptait de considérer que le monde extérieur est un miroir, alors nier ou repousser ce reflet, c'est se séparer de nous-même, refuser d'intégrer des parts de soi qui nous sont offertes gracieusement par la vie. La vie est simple, elle consiste à se laisser toucher et mouvoir par chaque instant, dans une sorte de nudité et de vulnérabilité à ce qui est autre, une perméabilité du cœur et de l'esprit. Nos émotions jouent un rôle essentiel dans ce processus. Elles constituent une interface entre le monde extérieur et notre être. Elles permettent de se comprendre et sont un incroyable moteur, une sorte de dynamo – je dirais presque une énergie marémotrice. Nous vivons dans la matière, qui est énergie, et c'est cette interaction avec elle qui va nous animer, nous toucher, nous faire ressentir le fait d'être vivant et d'avoir du plaisir (ou de la peine) de participer à ce grand jeu qu'est l'incarnation. C'est le plan terrestre sur lequel nous sommes là maintenant, fait de dualité, de sensorialité, de perceptions et de conscience.

Laissez s'exprimer vos émotions !

Alors laissez vos vagues émotionnelles de tristesse, de deuil, de désespoir, de joie, de culpabilité, de curiosité, d'enthousiasme déferler en vous. Les émotions – « e-motion » – sont faites pour le mouvement, le déferlement. Si vous êtes triste, faites-vous

Libérer les émotions bloquées et regagner sa vitalité

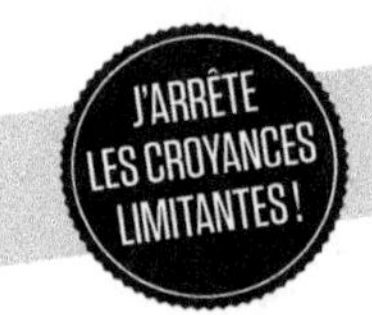

consoler par des gens ou des êtres que vous aimez. Pleurez car cette période de chagrin est très belle et s'accompagne d'une grande ouverture de cœur. Délestez-vous de vos arrogances et de vos certitudes car l'humilité – qui vient de humus, la terre – va vous permettre de vous relier à vos sentiments, à votre vulnérabilité, et de venir les partager avec ceux qui vous entourent. Et si personne ne vous entoure, allez chercher de nouvelles personnes pour vous accueillir, car elles existent, nous le verrons plus tard avec Edgar. Si vous êtes en colère, il est temps certainement de poser une limite, sans craindre de perdre le lien à l'autre. La colère n'est pas synonyme de violence, mais elle permet de se faire respecter et d'articuler nos besoins. Les émotions donnent la possibilité aux êtres humains de communiquer et elles sont visibles. On ne peut savoir ce que quelqu'un pense, mais on sait très vite ce qu'il ressent, et c'est le premier langage qui s'installe entre la mère et son enfant. Il continue tout au long de notre vie pour décrypter l'autre. Peu compris et peu transmis dans l'éducation, il est malheureusement relégué au second plan ou cantonné au monde de l'enfance ou de l'art. N'est-ce pas ce que nous recherchons inconsciemment dans les films : on se fait peur, on pleure, on aime, on se bat par procuration. Alors que le seul scénario dont nous sommes le héros ou l'héroïne est notre propre vie : alors devenons acteur, actrice ; bougeons, sentons, ressentons, déroulons et choisissons l'histoire que nous désirons vivre.

Ne laissez personne d'autre que vous écrire votre script !

L'échelle des émotions et leur intensité vibratoire

Toutes les émotions sont utiles, et il est crucial de s'autoriser à les ressentir et les exprimer. Elles mettent sept secondes à nous traverser puis à déferler en entraînant toute une cascade de messages, de changements physiologiques et endocriniens qui vont nous permettre de nous adapter à un changement dans notre environnement. Par exemple, ma peur va procurer l'énergie nécessaire à mes bras pour me battre ou à mes jambes pour fuir à toute vitesse afin d'échapper au danger.

Joie	Certainement l'émotion la plus difficile à ressentir car elle nécessite de se relâcher totalement et d'être libre. Les enfants accèdent plus souvent à la joie que les adultes.
Acceptation	Paix, accepter la vie telle qu'elle est, en toute tranquillité mais en étant présent et alerte.
Courage	Courage de vivre sa vie et de répondre à ses nécessités. Se remettre constamment en selle pour poursuivre son chemin, malgré les embûches.
Dégoût	Extraire de notre corps quelque chose qui est soit toxique ou que nous n'aimons pas. Attention, respectez vos dégoûts et ceux des enfants. Ne forcez jamais un enfant à manger ou à faire des choses qui le dégoûtent afin de lui apprendre à se respecter, à se faire respecter et à se protéger.
Colère	Poser une limite pour nous protéger de quelque chose ou de quelqu'un qui ne nous respecte pas.
Peur	Alerte d'un danger et prévient que nous devons nous protéger.
Chagrin	Tristesse ressentie d'avoir perdu quelque chose ou quelqu'un. Sert à se faire consoler par une personne.
Culpabilité	Signal que nous avons commis quelque chose de mal et que nous devons réparer et/ou nous excuser.
Honte	Profond et douloureux sentiment d'être défectueux. Sert à nous souvenir que nous sommes, en tant qu'êtres humains, limités et que l'appartenance au groupe est primordiale. Fondement de la pudeur.

C'est une échelle vibratoire, d'intensité graduelle mais dans laquelle toutes les émotions sont bonnes et utiles. Un peu comme les octaves d'un instrument, il faut être capable de tous les parcourir.

1. Nous sommes souvent bloqués dans une émotion précise. Laquelle ? Lorsque vous vous en rendez compte, essayez de voir l'émotion qui se cache dessous et que vous vous empêchez de ressentir.

. . . .

. . . .

2. Prêtez attention aux émotions positives. Nous ne sommes pas toujours à l'aise avec elles. Essayez d'être joyeux sans raison. C'est souvent en compagnie de jeunes enfants que l'on peut y accéder, car ils n'ont pas de filtres et se laissent aller. Riez, pleurez, soyez enthousiaste.

3. Regardez des films qui vous aident à vous plonger dans des émotions que vous évitez, des films tristes, violents, rigolos, qui provoquent votre colère.

4. Retrouvez vos octaves émotionnels. Observez-vous.

5. Ressentez-les à l'intérieur de votre corps – Détendez-vous, laissez-vous traverser par toutes ces vagues.

CHAPITRE 6
Se relier à ses sensations et à ses besoins physiques profonds

> *« Personne ne peut construire le pont sur lequel vous, et seulement vous, devez traverser la rivière de la vie. »*
>
> Friedrich Nietzsche

Où une bouchée de pain chaud fait prendre conscience à Edgar que sa vie émotionnelle s'était arrêtée à l'âge de 8 ans. Et où il découvre que sa boussole se trouve à l'intérieur de lui et non à l'extérieur.

Mars 1906

Depuis sa visite dans la cabane à sucre, Edgar était peu à peu revenu à la vie. Rassuré, Nestor avait finalement pris deux semaines de congés pour aller à Manhattan rendre visite à sa nièce installée là-bas. Anna avait préparé le plateau du petit déjeuner s'attendant à ce qu'Edgar sonne pour qu'elle le lui monte à l'étage, mais quelle ne fut pas sa surprise quand elle le vit apparaître sans crier gare dans la cuisine, alors qu'il n'y avait jamais mis les pieds. Il demanda à Anna s'il pouvait s'asseoir au bout de la longue table où trônaient les légumes frais – qu'elle venait de remonter du cellier – et un poulet. Comme tous les jours, Anna s'affairait devant son énorme fourneau noir, qui ronronnait et où un pain cuisait, laissant flotter une douce odeur dans la cuisine. Elle sortit une miche du four et en tailla une belle tranche qu'elle offrit à Edgar. Ce dernier n'avait pas mangé de pain chaud depuis

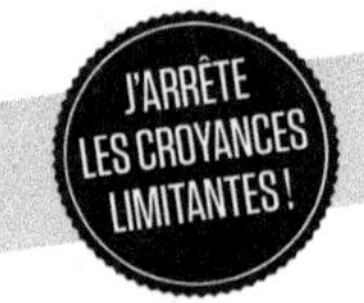

si longtemps ! Cela lui rappela son enfance dans la banlieue de Manhattan[7] dans la grande maison familiale et Harriet, la cuisinière de ses parents qui était restée à leur service pratiquement toute sa vie. Même lorsqu'elle fut remplacée par une cuisinière plus jeune, elle continua de passer ses journées dans la cuisine, à éplucher des légumes ou à contempler ce qui l'entourait. C'était souvent vers elle qu'il se tournait pour trouver affection et réconfort. Sa mère, mondaine et froide, ne s'occupait guère de ses enfants et les confiait à des gouvernantes. Combien de fois Edgar était-il descendu à la cuisine, bien qu'il n'en eût pas le droit, pour baigner dans cette atmosphère de chaleur, d'odeurs, d'affairement, de cris, de rires, de casseroles qui s'entrechoquaient, de marmites qui fumaient, de gâteaux qui refroidissaient. En un mot, la vie ! C'était là ses seuls contacts chaleureux et aimants.

Il aimait aussi se joindre au personnel à l'office lorsqu'ils qui dînaient ou prenaient le thé. C'était si différent des étages où tout était étouffé, propre, feutré, bien trop calme pour un enfant – d'autant qu'Edgar n'aimait déjà pas du tout rester seul ! Ses parents sortaient souvent, statut social oblige. Ils le laissaient, lui, son frère et ses sœurs à la charge de leur gouvernante anglaise qui était elle aussi stricte et froide. Heureusement celle-ci se couchait tôt, et Edgar en profitait pour se faufiler en cachette au sous-sol là où il se sentait vivant, aimé et entouré. Mais, tout ceci s'arrêta lorsqu'il fut envoyé en pension à 8 ans, comme c'était la coutume dans les milieux anglo-saxons fortunés, loin, bien trop loin de chez lui…

---

7. Manna-hata, nom donné à cette île par les Lenni-Lénapes et signifiant « l'île aux multiples collines » est l'un des cinq districts de la ville de New York et le plus peuplé. Il fut acheté à cette tribu par Peter Minuit, en 1626, en échange d'un lot de choses diverses : vêtements, tissus, perles, armes. Pour une somme de 24 dollars selon la légende, mais en fait plutôt 1 000 dollars actuels.

Il réalisa que sa vie avait là aussi basculé en ce moment précis de son enfance, d'une façon traumatique très similaire à ce qu'il vivait depuis la disparition d'Alma. Il avait été séparé trop brutalement de tout ce monde chaleureux des domestiques de son enfance, du sous-sol avec sa vaste cuisine, de la buanderie, de l'affection et des gâteries, des contacts physiques avec Harriet qui était la seule personne à l'avoir pris dans ses bras, serré contre elle, l'avoir même rassuré lorsque les nuits d'orage il avait peur, tout seul dans sa chambre. Tous ces souvenirs remontaient soudain, et il se rendait compte que sa vie affective s'était soudainement interrompue, lorsque son père l'avait mis dans le train qui allait le conduire dans un internat, loin de tout, où il ne connaissait personne. Il avait à ce moment précis coupé toutes ses sensations, ses émotions, sa vulnérabilité et s'était rendu compte qu'il était finalement seul au monde et qu'il n'avait pas le choix. Il devrait suivre la voie tracée par son père et ses ancêtres : étudier dans une école prestigieuse, être diplômé d'une université réputée et rejoindre l'entreprise de son père, comme son frère et développer cet empire des transports dans ce nouveau monde où tout était à faire, en particulier fortune. C'est ce qu'il s'était efforcé de faire, vivant la vie des autres, pas la sienne. Sa consolation était de penser qu'Alma, même disparue, lui montrait une autre voie, un exemple de liberté, d'indépendance et d'audace.

Edgar sortit de sa rêverie et remarqua le chien dans l'entrée de la cuisine, un beau et grand bâtard blanc qui n'avait toujours pas de nom, profondément endormi. Il n'avait même pas entendu Edgar arriver. Comme tous les matins, le garde-chasse était venu le chercher tôt et l'avait fait courir pendant des heures à ses côtés dans sa tournée d'inspection du domaine.

Se relier à ses sensations et à ses besoins physiques profonds

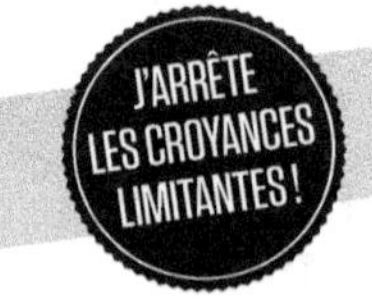
J'ARRÊTE LES CROYANCES LIMITANTES !

Edgar se sentit bien, profondément bien, comme s'il reprenait sa vie là où il l'avait laissée à 8 ans, faute de choix et de liberté. Mais à présent, c'était différent : il pouvait choisir de vivre sa vie telle qu'il l'entendait. Son frère et son père dirigeaient l'entreprise familiale, il avait suffisamment de rentes pour pouvoir vivre sans travailler, et il sentit soudain curieusement les douces et solides présences féminines d'Harriet, d'Alma, d'Anna, mais aussi d'Anatole qui l'encourageaient à écouter et suivre le chemin de son cœur, de son instinct, de son ventre. Elles lui disaient d'aller vers ce qui lui plaisait.

Cette profonde pause, de presque mort, de demi-coma, avait d'une manière qu'il ne pouvait pas encore bien expliquer, effacé beaucoup de ses schémas et de ses désirs antérieurs. Cet interlude de dérive l'avait purifié et remis sur son propre chemin de vie. ***Son chemin de vie !***

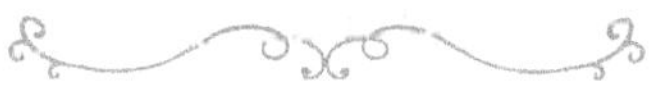

Étape 6 de libération : harmoniser nos différents instruments

Un cerveau ou des cerveaux ?

Notre cortex cérébral contient deux parties : l'hémisphère gauche lié au langage, au calcul, à la logique, à la raison, et l'hémisphère droit qui est lié à l'intuition, à l'imagination, et saisit la réalité globalement, par images perçues intuitivement et liées entre elles. Notre éducation et la société dans laquelle nous vivons ont accentué l'importance de la partie gauche de notre cortex, « masculine », au dépend de la partie droite qui est plus « féminine » introduisant un déséquilibre. Comment percevoir la réalité, lorsque nous n'utilisons qu'un seul canal, alors que notre cerveau est supposé fonctionner en « stéréo » en utilisant ensemble les deux hémisphères ? Nous n'avons aucun problème avec notre cerveau gauche puisqu'il est sur-utilisé et privilégié dans notre culture, organisée autour de la raison et de la logique, mais nous n'avons jamais été guidés dans l'utilisation de notre cerveau droit, celui des images, des rêves souvent jugés comme illogiques, chaotiques, illusoires et dangereux.

Outre le cortex, nous avons un cerveau émotionnel, limbique et reptilien. C'est notre système d'alarme qui sonne dès que nous sommes dans une situation de danger et nous protège en nous faisant fuir, nous battre ou nous figer. Oui, le figement et la dissociation peuvent être de bonnes stratégies lorsque nous sommes impuissants à nous défendre et que nous savons que nous allons certainement mourir. Nous nous dissocions pour moins souffrir. Bien plus rapides que le cortex, ces cerveaux sont même capables de réagir à un danger en quelques secondes.

Enfin, il ne faut pas négliger le cerveau des intestins et de notre cœur, car on a découvert qu'ils recelaient eux aussi des cellules nerveuses. Il vient nous prévenir au travers des ressentis de notre ventre, de notre poitrine que quelque chose est en train de se passer. C'est cette profonde intuition que l'on retrouve dans toutes les langues et les cultures : « Je sens dans tout mon être… » ; « Mon cœur me dit… » ; « J'ai la peur au ventre » ; « j'ai la sensation que… » ; « J'ai les intestins noués, le cœur saisi »… Nous avons des neurones dans nos intestins, mais surtout dans notre cœur, qui forme un champ énergétique bien plus puissant que notre cerveau. D'ailleurs beaucoup de recherches actuelles viennent bouleverser la conception que nous avons de l'être humain. Notre cerveau serait plutôt comme un capteur d'informations extérieures à notre corps, un détecteur de conscience. Les souvenirs, les pensées, l'esprit seraient ainsi perçus par le corps physique mais ne seraient pas localisés ou engendrés dans notre corps.

Comment activer votre boussole intérieure et rééquilibrer vos outils de navigation ?

C'est un peu similaire à l'équilibrage d'un bon système stéréo. Comment donner leur place à toutes ces différentes sources d'informations qui ont chacune leur rôle à jouer dans nos prises de décision de chaque instant ?

Voici quelques questions pour mieux vous observer :

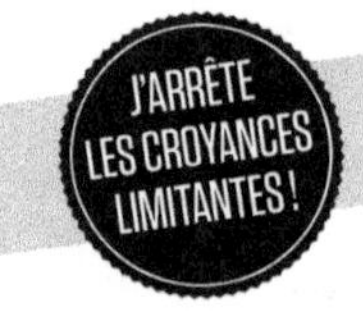

- Êtes-vous plutôt logique et raison (cerveau gauche) ou émotion et imagination (cerveau droit) ? C'est le vieux dilemme masculin/féminin.
- Comment votre cerveau gauche s'exprime-t-il dans votre vie ?
- Comment votre cerveau droit s'exprime-t-il dans votre vie ?
- Comment équilibrez-vous les deux ?
- Vous octroyez-vous du temps pour descendre à l'intérieur de votre être ?
- Vous donnez-vous du temps pour écouter votre corps ?
- Avez-vous un bon équilibre de vie entre action et repos, activités intellectuelles et physiques ?

Pour vous aider à répondre à ces questions, réfléchissez à la manière dont vous avez fait un ou des achats importants récemment :

1. En faisant des recherches et réunissant toutes les informations possibles et en choisissant tranquillement après avoir décidé de ce dont vous aviez exactement besoin, en privilégiant les arguments raisonnables (cerveau gauche) plus que les désirs et le plaisir.
2. Un coup de cœur (émotionnel-impulsif-vous suivez votre instinct, votre désir).
3. Vous n'arrivez pas à vous décider ; vous doutez – le cerveau gauche remet en cause la véracité de votre désir ou la justesse de votre choix – c'est une interférence qui paralyse ou entraîne des ruminations sans fin. On a souvent recours à des conseils extérieurs pour s'assurer de ne pas faire une erreur.

La prochaine fois que vous prenez une décision, invitez tous vos différents cerveaux à s'exprimer :

- **Si vous agissez avec le cerveau gauche, logique et raisonnable**, entraînez-vous à écouter vos sensations, émotions et intuitions. Que ressentez-vous au plus profond de vous ? Que vous dit votre ventre ? Quelle est votre réaction instinctive ? (Posez une main sur votre ventre, une main sur le cœur. Écoutez ce qu'ils veulent vous dire.)

- **Si vous agissez par impulsion et émotion**, arrêtez-vous quelques minutes pour réfléchir : avez-vous besoin de cet achat ? Pouvez-vous vous le permettre financièrement ? Posez-vous et décidez d'attendre le lendemain pour agir. La nuit porte conseil, et très souvent le désir s'évanouit de lui-même. S'il est toujours là, il s'agit d'une décision et non pas d'une impulsion.

Se relier à ses sensations et à ses besoins physiques profonds

CHAPITRE 7
S'affranchir de ses critiques et de ses juges intérieurs

« *Nous n'héritons pas de la terre de nos ancêtres,
nous l'empruntons à nos enfants.* »

Antoine de Saint-Exupéry

Où un dégât des eaux dans la salle des portraits libère Edgar du poids de ses ancêtres.

Avril 1906

Les quelques générations qui avaient ennobli la famille Hamilton constituaient la fierté du père d'Edgar. Il ne manquait jamais de citer le premier qui, venu d'Europe vers les côtes d'Amérique sans le sou, avait réussi à s'établir rapidement et à faire fortune. Cet arrière-arrière-grand-père était le modèle, le héros de cette dynastie dans laquelle Edgar avait eu tant de difficultés à prendre sa place. Les valeurs qu'il prônait tournaient toujours autour de l'exploitation des hommes et de la terre, et Edgar avait beaucoup de mal à les cautionner. Sa mise à l'écart quand il avait épousé Alma, puis leur réaction après son décès, comme s'ils se réjouissaient presque de son malheur, de cette punition du destin, l'avaient profondément blessé et l'avait éloigné encore un peu plus de sa famille. Edgar avait hérité de quelques portraits d'ancêtres qu'il avait rassemblés dans une salle au premier étage de la tour avec ceux de la famille d'Alma. Lorsque Nestor et Anna vinrent le prévenir

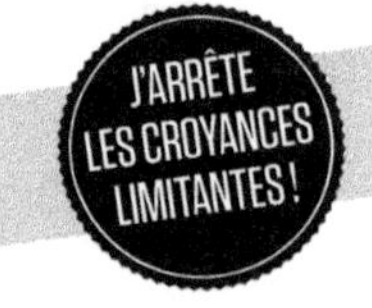

qu'il y avait eu un gros dégât des eaux dans la salle des portraits, Edgar avait été curieusement presque content et soulagé ; une juste rétribution des cieux !

Personne ne s'aventurait dans la tour en hiver, sauf Edgar et Alma lorsqu'ils grimpaient autrefois en haut pour observer parfois le ciel clair d'hiver et ses étoiles, la voie lactée et certaines pluies de météores. Mais la rigueur de cet hiver 1905, la prostration d'Edgar et la réduction du nombre de domestiques avaient mis aussi le château et tout le personnel au ralenti, et le gel et le froid avaient fait craqueler la terrasse du belvédère, si bien que de la neige fondue s'était infiltrée. Anna s'en était aperçue par hasard et, bien sûr, ce fut le branle-bas de combat. Les tableaux autrefois choyés, époussetés, nettoyés étaient dans un piteux état. Il fallait qu'Edgar descende et décide de la marche à suivre. Il chargea Nestor de contacter son frère à Manhattan pour qu'il rapatrie ces reliques familiales auxquelles il tenait tant, et les envoie chez un célèbre restaurateur de tableau de New York. Une semaine plus tard, un camion emportait la cargaison d'ancêtres moisis et disparaissait dans l'allée du château, dans un nuage de poussière. Edgar se sentit libéré et soulagé, comme si c'était leur influence même qui s'était envolée. Il se rendait compte à quel point cette dynastie avait pesé sur sa vie, ses choix (plutôt son absence totale de choix quant à sa vie), son évolution, sa liberté, la gestion de ses affaires.

N'ayant jamais investi l'agencement du château, il sentit le besoin de se rendre maître des lieux, libre et autonome, en créant un environnement qui lui ressemblait. À cet étage de la tour autrefois borgne et si sombre, il décida de faire percer des ouvertures pour pouvoir mieux profiter de la vue sur les montagnes, le fleuve et les champs qui s'étendaient à l'est. Ce serait un parfait salon d'été grâce à la fraîcheur des gros murs presque millénaires.

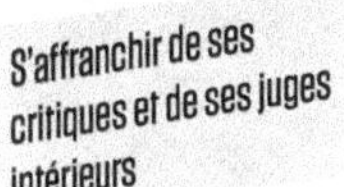

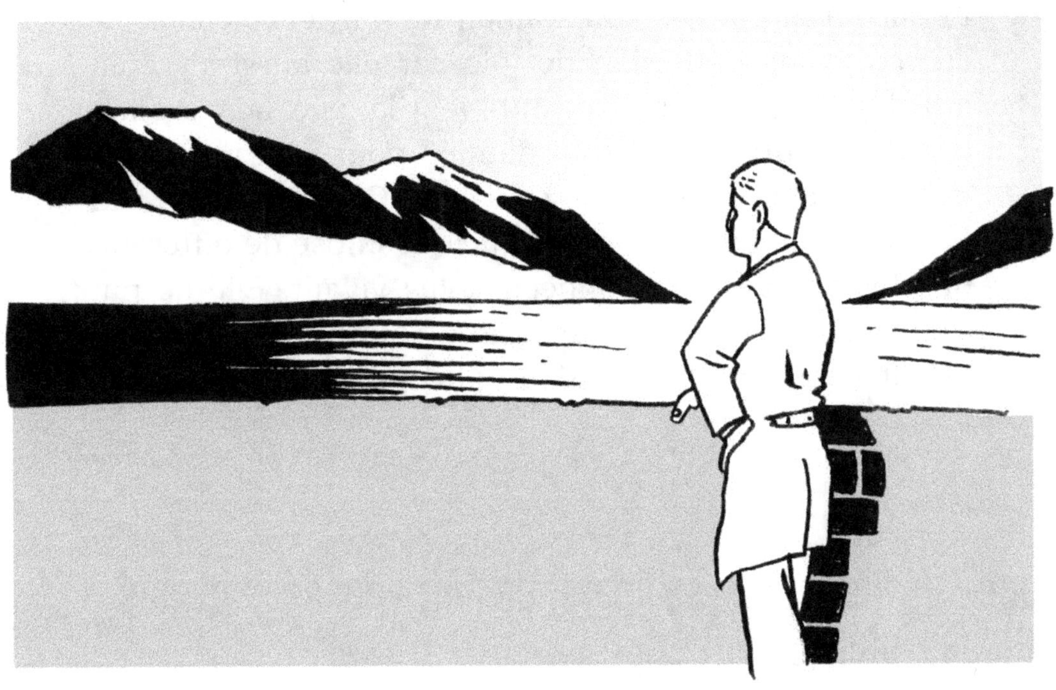

En faisant fi du passé, Edgar sentait l'énergie revenir dans son corps. Il savait qu'Alma, si indépendante et si libre, aurait approuvé ce choix. Elle aimait tant se rendre le soir en haut du belvédère et regarder le soleil se coucher sur la vieille chaîne montagneuse des Catskills.

En descendant dans la cuisine, il découvrit, dans un recoin du cellier, le chien qu'il avait rencontré quelques semaines auparavant. Bien qu'encore maigre, il avait forci et son poil était devenu beau et brillant ; il accueillit Edgar en remuant timidement sa queue et en se mettant sur le dos, les pattes en l'air, en signe de soumission ; ses yeux étaient bons et tendres. Edgar ressentit immédiatement de l'affection pour lui. Quelle ne fut pas la surprise d'Anna quand elle trouva Edgar assis à la table de la cuisine, caressant le chien qu'il avait détaché. Elle fit comme si de rien n'était et lui proposa une tasse de thé et une part du gâteau qui finissait de refroidir sur

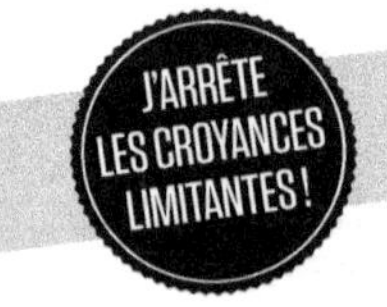

un coin de la cuisinière, ce qu'il accepta bien volontiers. Edgar lui fit part de son souhait de garder le chien. Le cœur d'Anna débordait de joie car elle aussi s'y était attachée, et elle sut à ce moment-là que la vie allait désormais profondément changer pour son maître, le domaine, et tous ceux qui y vivaient. Ce ne serait pas un retour à la vie d'avant, mais quelque chose de différent, de plus simple, plus connecté, plus vivant. Elle ne put s'empêcher d'esquisser un grand sourire, qu'Edgar lui rendit. Comme si un certain bonheur était retrouvé.

Étape 7 de libération : se libérer de notre passé et de nos critiques intérieurs

Cinquante nuances de critiques intérieurs

Nous avons tous grandi sous l'autorité de nos parents, de nos ancêtres, de notre culture, de notre religion, de l'école, des règles, des modèles extérieurs que nous devions admirer et qui étaient bien souvent imposés, explicitement ou pas. Les critiques intérieurs sont des parts de nous qui sont constamment en train de juger, d'évaluer, de mesurer nos actions, de nous comparer aux autres et surtout de nous critiquer et qui parfois même prennent un malin plaisir à nous rabaisser et à nous humilier. Ce sont souvent des voix intérieures, qui ne font que reprendre très souvent les rôles que des figures d'autorité ont joué dans notre vie. En fait, leur intention est bonne : nous protéger, nous faire accepter et aimer de ceux qui nous entourent, en famille ou au travail, en nous poussant à donner le meilleur de nous-même. Mais en fait, ce regard trop critique sur nous ou nos actions, qui nous dévalorise trop souvent, finit par nous paralyser et nous bloquer. C'est donc l'effet inverse qui se produit, car trop de critiques conduit à l'inhibition de nos actions et l'échec. Alors voyons les différentes expressions des critiques intérieurs ; car les repérer va nous permettre de mieux les anticiper et de les neutraliser avant qu'ils nous impactent :

- **Le conformiste :** « Dans la famille… il faut… on a toujours… les Hamilton ne font jamais… » Il s'appuie sur des modèles qu'il faut imiter pour appartenir à un groupe : famille, milieu social, ethnie, âge, parcours universitaire, il y a des codes et des critères qu'il faut suivre pour être accepté et surtout reconnu.

- **Le perfectionniste :** Le « jamais assez bien » ou le « peut-mieux-faire ». Savez-vous comment satisfaire quelqu'un pour qui rien n'est jamais assez bien ? C'est tout à fait impossible, donc nous restons sur un sentiment d'échec, d'être insuffisant, de ne pouvoir jamais satisfaire l'autre ou l'égaler. Cela nous met dans une position insécurisante qui peut parfois être la cause du phénomène de procrastination : on ne peut pas commencer un projet, on le remet au lendemain, sachant que nous n'arriverons jamais à un résultat acceptable.

- **Le contrôleur, le contremaître :** Le fouet à la main, il veut que l'on travaille sans relâche : pas de fainéant ici, se lever tôt, pas de vacances, pas de rêverie, flâner n'est pas permis. Il n'y a pas de féminin chez ce critique. Le seul féminin autorisé se conforme aux attentes du masculin c'est-à-dire actif, productif, efficace. Il oblige à l'effort constant pour être une bonne maîtresse de maison. Ce qui compte, c'est le rendement, l'effort, le travail, les résultats. Dès lors, il est essentiel de toujours se contrôler, d'avoir l'impression que quelqu'un vous surveille, vous mesure et évalue ce que vous faites. Le problème est que très vite notre valeur est déterminée par ce que l'on fait, nos résultats scolaires bien souvent ou notre obéissance. Combien de personnes se retrouvent à l'âge adulte avec une totale mésestime de qui ils sont ? Ils ont cru que les jugements que la société ou leurs parents portaient sur eux correspondaient vraiment à ce qu'ils étaient.

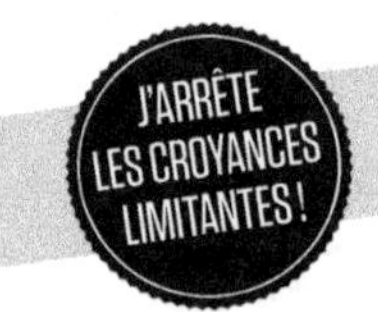

- **Le destructeur :** le plus dangereux de tous car ce ne sont pas nos actions, ni leurs résultats qu'il évalue mais notre valeur personnelle, notre être. Une figure d'autorité – parent, instituteur – va avoir des propos méprisants à notre égard, des commentaires cinglants qui restent gravés à tout jamais dans notre être : « Tu n'y arriveras jamais ! Jamais personne ne te supportera ! Plus nul, ce n'est pas possible ! »
- **Le culpabilisateur :** nous rend responsable de tous les problèmes, fautifs, condamnés à nous excuser, à porter la faute de l'autre comme parfois dans les systémies toxiques. Il faut un coupable et ce sera nous bien sûr.

Malgré une certaine réussite professionnelle ou personnelle, il arrive que l'on se sente vide, avec cette impression diffuse d'avoir échoué. C'est souvent parce que l'on n'a pas réalisé qui nous sommes réellement. On a mis toute notre énergie à reproduire le modèle familial qui a influencé notre projet de vie, ou à chercher l'approbation, l'admiration de parents ou d'ancêtres qui ne nous la donneront jamais, pas parce que nous ne la méritons pas, mais parce qu'ils sont incapables de valider la réussite des autres, leur originalité ou leur individualité.

Nul droit d'être différent, égal ou supérieur – l'origine de tant de blessures masculines, car les fils sont rarement reconnus et validés par leur père.

C'était toutes ces voix qu'Edgar avait tues en décidant de se délester de toute l'oppression de ces lignées qu'il avait autorisées à lui dicter sa vie. Il avait réalisé l'étendue de leur influence à l'extérieur de lui, tous ces vieux tableaux, mais bien pire que tout cela était leur domination intérieure dont il fallait qu'il se libère.

Comment détecter la présence de ces critiques ?

On ressent souvent au fond de soi :

- la peur,
- l'obligation,

- la culpabilité,
- le doute,
- la honte,
- la perte d'énergie,
- l'incapacité à être spontané, à prendre des décisions,
- l'impossibilité de suivre la voix du cœur, les intuitions que l'on sent dans son ventre, son impulsion première, son instinct (cerveau droit) car on doute (qui provient toujours du cerveau gauche, logique et raisonnable),
- un sentiment d'insatisfaction malgré nos accomplissements, comme si nos réalisations n'étaient jamais complètement satis-faisantes...

Découvrez vos critiques intérieurs

Entourez la lettre dans la case à droite si vous vous reconnaissez fortement dans ces phrases.

1. Je ne pense pas être capable de réussir.	C
2. Je passe beaucoup de temps à fignoler mes projets pour qu'ils soient le mieux possible.	E
3. Je n'aime pas me laisser aller car cela me cause des problèmes.	D
4. Mieux vaut ne pas essayer plutôt que d'échouer.	C
5. Je n'arriverai jamais à accomplir tout ce que je veux faire.	D
6. Difficile d'égaler certaines personnes que j'admire.	A
7. Je ne peux me pardonner certaines décisions.	B
8. Je devrais plus m'occuper des gens autour de moi.	B
9. Lorsque mes actions n'aboutissent pas au résultat escompté, je m'en veux et je m'angoisse.	E
10. Je sais qui je devrais être et je m'en veux lorsque je n'y arrive pas.	A

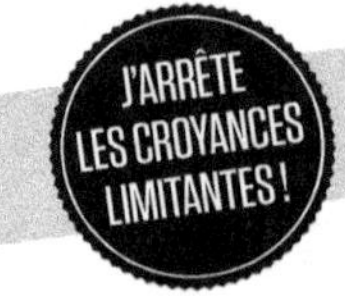

11. Je suis trop paresseux pour atteindre mes buts.	D
12. Tout le monde a réussi dans ma famille sauf moi.	C
13. Lorsque j'aborde une chose nouvelle ou difficile, j'abandonne très rapidement.	C
14. Je ne vois pas trop ce que j'ai de bien en moi.	C
15. Je ne veux pas faire de vagues, je veux rester discrète.	A
16. J'ai peur de décevoir les attentes de ma famille.	A
17. Il est important d'avoir le contrôle de sa vie.	D
18. Je me sens responsable de mes difficultés.	B
19. Je ne supporte pas de faire des erreurs.	E
20. J'ai honte de certains de mes comportements.	D

Maintenant comptez le nombre de A-B-C-D-E que vous avez entouré. Chaque lettre correspond à une forme de critique intérieur :

A = le conformiste

B = le culpabilisateur

C = le destructeur

D = le contrôleur

E = le perfectionniste

Nous avons tous plusieurs sortes de critiques intérieurs ; vous ne pouvez pas les supprimer totalement, mais repérer rapidement ces voix critiques et leur demander de se relaxer, de se taire, d'observer simplement ce qui se passe. Nul besoin qu'elles interviennent, vous êtes fort capable de gérer les choses, cela en fait sera même plus facile pour vous sans ces pensées qui finalement vous inhibent et vous paralysent. Demandez-leur de vous faire confiance. Ce sont des voix qui veulent vous protéger !

CHAPITRE 8

Se connecter au pouvoir extraordinaire de la nature

« Cette terre, qui est étalée comme une carte autour de moi,
est la doublure de mon âme la plus profonde. »
Journal (1837-1861), Henry David Thoreau

Où Edgar ressent le plaisir de la terre et découvre la vie des Mohicans.

Mai 1906

Anatole était le jardinier chargé de l'entretien des magnifiques jardins de la propriété. Informé par Anna des progrès de leur maître, il décida un beau matin de l'inviter à profiter du soleil pour aller visiter avec lui la roseraie. Edgar avait une passion pour les roses. Il avait fait planter dans la propriété deux mille variétés de rosiers, importées du monde entier. Ses jardins, encore là aujourd'hui, sont d'une rare beauté. Anatole était surpris et heureux de le revoir pour la première fois depuis la mort de sa femme, arpenter ses terres, vérifier les greffons de l'année précédente. Peut-être était-ce là le signe qu'il reprenait définitivement goût à la vie, qu'il s'était finalement extrait de sa carapace de douleur et recommençait à se laisser pénétrer par le monde extérieur ? Il trouva un prétexte ensuite pour l'attirer dans la serre, afin de le retenir un peu plus longtemps dans la lumière de l'après-midi. Il sentait qu'elle lui serait bénéfique.

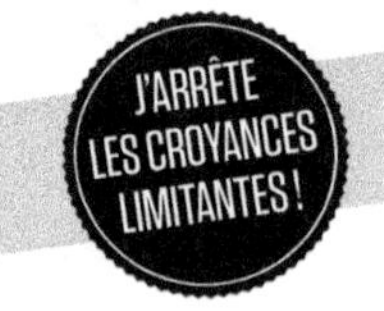

Edgar se sentit tout de suite enveloppé par la chaleur humide de la serre, grisé par la forte odeur de terreau et de plantes. Avant la mort de sa femme, il ne se serait jamais attardé dans cet endroit, laissant le jardinier venir au château lorsqu'il le convoquait. Anatole lui montra quelques nouveaux plants qu'il venait de recevoir, s'essuya les mains sur son vieux tablier bleu et lui offrit une tasse de thé qu'Edgar accepta.

Il se sentait étrangement bien dans cet endroit, un calme profond, une sorte de lenteur s'en dégageait. Il s'apercevait que ce rythme particulier de la présence végétale et le silence lui convenaient. La période de deuil qu'il avait traversée lui avait permis d'accéder à une autre dimension de la réalité, ralentie, plus profonde et subtile que sa vie habituelle. Son quotidien d'avant exigeait de lui une efficacité constante et masquait cette réalité plus enfouie. Anatole, qui avait passé sa vie avec les plantes, était sensible aux subtiles fluctuations des énergies vitales. Il avait tout de suite compris ce qui était en train de se passer pour son maître ; il respectait et accueillait sa lourde présence silencieuse, son dos fragile encore courbé par le poids de son chagrin.

C'est ainsi qu'Edgar avait commencé à venir se réfugier tous les après-midis dans le monde vitré et verdoyant des serres d'Anatole. Elles étaient un peu comme une couveuse qui lui permettait de se réadapter petit à petit à la vélocité du monde extérieur. Ces moments se transformèrent peu à peu en aventures que jamais il ne se serait permis de vivre auparavant. La mort de sa femme l'avait tellement bouleversé qu'il avait aussi perdu certaines de ses inhibitions et une partie du vernis qu'il devait à son milieu et à son éducation. Il écoutait avec fascination Anatole lui conter des histoires sur le domaine et la vie des Mohicans d'antan qui y avaient établi un village. Personne ne lui avait parlé ainsi de la vie, du fleuve majestueux, des plantes, de la terre et de ceux qui l'habitaient avant l'arrivée des Européens. Tout ceci le bouleversait et répondait à une soif de connaissances nouvelles qu'il avait depuis si longtemps au fond de lui. Il vécut ces moments comme on respire une bouffée d'oxygène. Il se sentait vivant. Il appartenait à un monde où il avait sa place, une terre qu'il commençait tout juste à comprendre. Peu à peu, il acquit une tout autre vision de la vie, de la notion de propriété, de qui étaient vraiment ses ancêtres. Lui qui avait vécu sous la pression de la réussite, de l'industrialisation, du non-respect de la nature, il voulait choisir une autre voie, authentique, simple et sincère. Edgar se sentait terriblement coupable de l'inconscience et de la domination des hommes sur la nature. Il commençait à réaliser la beauté, la complexité et l'interdépendance des éléments de l'environnement naturel. Il se rendait compte à quel point il l'avait pollué avec son réseau ferroviaire qui convoyait des marchandises. Il constatait combien les usines de ciment, installées au bord de ce magnifique fleuve, balafraient les rives. Plus d'un siècle plus tard, les travaux entrepris pour nettoyer et réhabiliter les berges sont toujours en cours.

Avec Anatole, il décida de réunir et d'organiser ensemble la collection d'objets archéologiques amérindiens trouvés sur les terres du domaine. Il convertit une des granges en petit musée pour exposer et partager ces trésors que la terre avait régurgités au cours du temps. Charlotte, la petite-fille d'Anna la cuisinière, fut chargée de répertorier et d'étiqueter soigneusement tous ces objets ; avec elle, Edgar effectua des recherches sur les trois principales tribus indiennes de cette région, les Mohicans, les Iroquois et les Lepanes. C'est à cette occasion qu'Edgar trouva enfin un nom pour la jeune chienne qui avait pris l'habitude de le suivre partout.

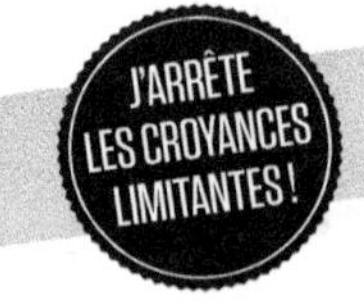

Dorénavant, elle s'appellerait « *Mahkah* », celle qui ne fait qu'un avec la terre.

Tous les gens au château n'avaient pas manqué de noter que « Monsieur Hamilton » avait non seulement repris goût à la vie, mais qu'il avait aussi retrouvé son âme d'enfant. Il n'avait eu que peu d'opportunités dans sa jeunesse de goûter ainsi à la vie, la vraie vie sensuelle, guidée par le goût de la découverte et un enthousiasme pour l'exploration. Ses années de pension l'en avaient empêché et ses retours au domaine pendant les vacances scolaires étaient des périodes d'obligations mondaines. Quel bonheur d'entendre Edgar discuter et rire dans les jardins avec Anatole et Charlotte. Rire ! Cela faisait des mois que plus personne ne riait au château. On le surprit même en train de siffloter ou de fredonner dans sa chambre et les couloirs de sa demeure. Anatole, qui, comme Edgar, n'avait pas eu d'enfants, semblait content de partager tous ces plaisirs. À sa stupéfaction, Edgar réalisa qu'il aurait presque pu être son fils ! Cette relation inattendue entre les deux hommes venait réparer le mépris et la distance qu'Edmond Hamilton père avait toujours exprimés envers son fils. Il lui avait fallu traverser toutes ces difficultés avant de réaliser que c'était une bénédiction, que cela n'avait plus vraiment d'importance, car il était en train de tisser de nouveaux liens solides et profonds, presque familiaux, avec des gens simples, avec la terre, avec le ciel, avec la rivière, guidé par la douce sagesse de son jardinier. Petit à petit, il devenait sensible, et à la fois plus fort ; son cœur et son esprit commençaient à s'ouvrir aux gens et à toutes les dimensions de la vie qui l'entouraient : les Premières Nations, leur riche culture, les artefacts trouvés dans le sol, les roses, les jardins et tous ces liens de cœur qui venaient le nourrir si profondément et réorienter sa vie vers plus d'authenticité : ***sa vie !***

Étape 8 de libération : le pouvoir transformateur de la nature

Nous avons tous ressenti les bienfaits du temps passé au contact de la nature : que ce soit un jardin, la montagne, la campagne ou la mer. Pour la plupart d'entre nous ces expériences sont associées à des périodes de vacances, car nous sommes devenus depuis un peu plus d'un siècle en majorité citadins. Chacun a ses préférences, des environnements qui parlent plus que d'autres, qui conviennent mieux sur le plan de l'énergie, du sommeil, des paysages, de l'altitude, des activités possibles, du climat.

On constate de plus en plus l'importance pour l'être humain – qui est avant tout un animal, un mammifère (le chimpanzé partage 99 % de nos gènes) – d'être en contact avec un environnement naturel. On en mesure mieux aujourd'hui les bienfaits.

De nombreux programmes de traitement de traumas incluent aujourd'hui des périodes d'immersion totale dans un milieu naturel, loin des villes, encadrés par des guides et des éducateurs ; on campe, on descend des rapides, on escalade des parois rocheuses, on effectue de longues marches, les résultats sont étonnants. Après trois jours (qui semble le temps minimum pour que des changements probants apparaissent) on a une baisse générale du cortisol[8], l'hormone du stress, du rythme cardiaque et un ralentissement de la respiration. Les participants mentionnent dormir mieux, retrouver la confiance dans les autres, pouvoir se fier au groupe et retrouver une meilleure estime d'eux-même en testant leurs limites et en les dépassant. Il y a aussi des moments de catharsis émotionnelle où on se met à pleurer sans raison, on s'abandonne à la joie.

La même chose est observée dans le traitement de la dépression, de l'obésité, du diabète, d'Alzheimer. On peut ainsi réduire les doses de médicaments de 30 % dans les démences séniles, car

---

8. Juyoung Lee *et al.*, « Nature Therapy and Preventive Medicine », dans Jay Maddock (dir.), *Public Health – Social and Behavioral Health*, 2012, p. 325-350.

l'agitation et l'anxiété diminuent dans un environnement naturel apaisant. La liste est longue.

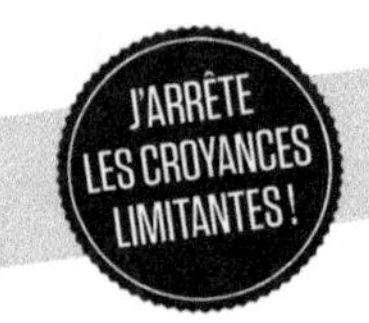

Le pouvoir de la nature sur notre bien-être

Des chercheurs ont pu mesurer les effets de l'immersion dans un milieu naturel ; que ce soit la forêt, l'énergie et l'oxygène des arbres, de la couleur verte qui est à la fois calmante et revigorante, elle apporte un fonctionnement optimal du système nerveux, cardiaque et apaise les problèmes digestifs. Le sens du toucher est lui aussi beaucoup plus engagé dans un milieu naturel. Les textures sont variables, le contact du vent, de l'herbe et de l'eau sur la peau, des odeurs variées éveillent nos sens. La lumière naturelle du soleil, joue aussi un rôle essentiel en stimulant notre cerveau, notre vision et la production de certaines vitamines.

Les marches ou activités extérieures augmentent l'attention et la concentration[9], et le temps passé dehors et loin de nos écrans accroît la capacité de résoudre les problèmes ainsi que la créativité.

Jouer, s'ennuyer : laisser parler sa créativité

Nous nous autorisons plus à jouer lorsque nous sommes dans la nature, en vacances. Or, jouer fait partie de nos besoins : je ne parle pas bien sûr de jeux sur une console ou une tablette, mais de jouer avec tout son corps ! Cela permet aussi de réinventer nos aptitudes sociales, notre leadership, nos talents d'innovation. En outre, il y a ces moments inexplicables d'émerveillement devant une beauté dont nous faisons partie, mais qui en même temps nous dépasse et dont nous avons tant besoin. Ce sentiment d'appartenir au monde, à un univers complexe se révèle parfois lors de ces moments de vacances.

Et c'est aussi dans ce contexte naturel que l'on s'autorise des moments de calme et de silence. Nous nous abandonnons à la

---

9. Terry Hartig *et al.*, « Restorative Effects of Natural Environment Experiences », *Environment and Behavior*, January 1991.

rêverie, en nous balançant dans un hamac, nous laissons dériver entre sommeil et veille, comme Edgar. On sait aujourd'hui que ces moments de rêverie sont essentiels à la formation dans notre cerveau de nos structures préfrontales. En fait, il est important pour notre cerveau de faire des choses inutiles !

Questions à vous poser

- Aimez-vous passer du temps dans la nature ? Quel environnement préférez-vous : la mer, la montagne, la campagne ?

. . . .

. . . .

- Vous octroyez-vous du temps à ne rien faire ?

. . . .

- Est-ce que vous rêvasser ?

. . . .

- Aimez-vous jouer ? Savez-vous lâcher prise et vous amuser ?

. . . .

. . . .

Aujourd'hui je vous propose de ne rien faire pendant un moment. Oui, vous avez bien lu : **NE RIEN FAIRE !** Trouvez un banc dans la rue ou dans un parc pour vous asseoir et simplement observer, sans rien faire et ceci pendant 15 minutes. Au besoin, vous pouvez aussi essayer chez vous, en vous asseyant dans un fauteuil, en silence et en présence.

CHAPITRE 9

S'autoriser à suivre ses élans et ses désirs

> *« L'univers m'embarrasse, et je ne peux songer que cette horloge existe et n'ait point d'horloger. »*
>
> **Voltaire**

Où Edgar se lance dans des travaux dans la tour et découvre une pierre sur le belvédère qui va changer sa vie.

Mai-juillet 1906

Plusieurs demeures s'étaient succédé sur le promontoire qu'occupait aujourd'hui la propriété d'Edgar. Un siècle plus tôt, le propriétaire de l'époque, lui aussi d'origine écossaise, avait absolument tenu à y importer une vieille tour qui avait appartenu à ses ancêtres puis laissée à l'abandon sur une des côtes au nord d'Aberdeen. C'était un peu la tendance au XIXe siècle d'acheter de petites chapelles ou des châteaux dans la vieille Europe et de les expatrier dans le nouveau monde. Des ouvriers avaient démantelé la tour pierre par pierre, les avaient chargées sur un gros bateau à vapeur, et cet étrange chargement, accompagné d'une équipe de maçons écossais, avait traversé l'Atlantique jusqu'à New York. Ils avaient remonté le fleuve jusque Kingston, lieu de son débarquement. La vieille tour, qui avait sans doute été témoin de féroces combats ou de drames familiaux au cours des siècles d'invasions vikings ou anglaises, se trouva donc un jour érigée sur les bords de ce fleuve, à plusieurs milliers

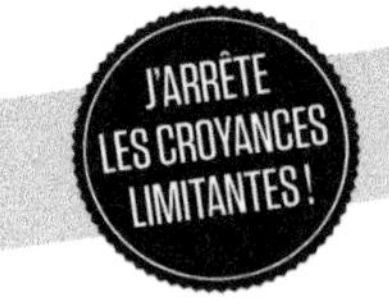

de kilomètres de ses terres d'origine. Et elle était vite devenue célèbre : un vestige de château écossais au pays des Mohicans, cela faisait rêver plus d'une personne !

Edgar et Alma avaient décidé de respecter ce vestige du passé – pourtant un peu trop massif à leur goût et difficile à intégrer au style renaissance grec qui était à la mode à cette époque. Leur architecte avait réussi cette prouesse et était même parvenu à construire un belvédère en haut de la tour. En été, le jeune couple venait souvent s'y asseoir à la tombée du jour pour profiter des magnifiques couchers de soleil sur les montagnes des Catskills qui s'étendaient sur l'autre rive, ainsi que de la fraîcheur du vent qui ne manquait jamais de se lever en fin de journée.

Comme tout le reste du château, la tour avait été complètement désertée après la mort d'Alma. Sauf quand il avait dû constater le dégât des eaux dans la salle des portraits, Edgar continuait d'éviter cet endroit du château, car il lui rappelait trop ces moments de bonheur partagés, ces instants de communion profonde, où ils portaient leurs regards vers l'horizon et le ciel étoilé à la découverte de la voie lactée et des météores à certaines périodes de l'été ou de l'hiver.

Edgar se réappropriait chaque jour un peu plus son domaine mais il évitait encore soigneusement de s'approcher de la tour et de sa lourde porte. Nestor et Anatole observaient ses stratégies d'évitement sans y paraître. Un jour, ce dernier eut une lumineuse idée. Il avait vu dans un almanach auquel il était abonné une publicité pour des télescopes que l'on pouvait installer chez soi, afin d'observer le ciel. Comme Charlotte, la petite-fille d'Anna, étudiait l'astronomie dans une université voisine[10], elle saurait le guider dans son utilisation.

---

10. Université féminine de Vassar à Poughkeepsie. Edgar et Alma avaient offert des bourses d'étude pour les enfants des employés du domaine. Charlotte en faisait partie.

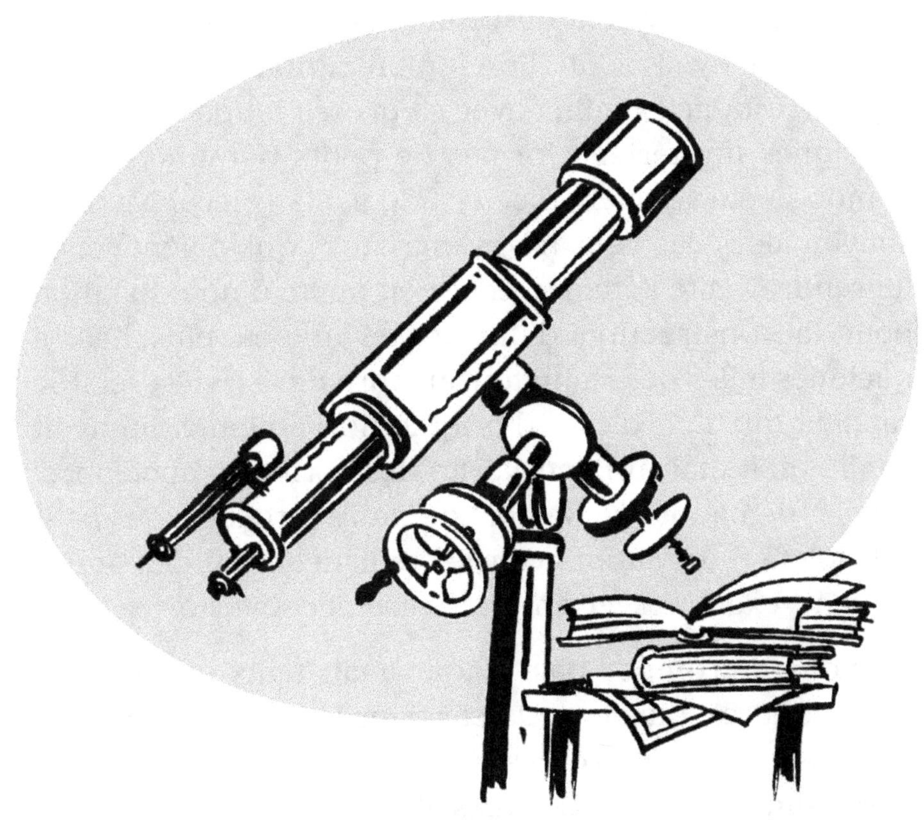

Anatole pensa que ce serait un parfait stratagème pour réinvestir le belvédère en haut de la tour. Le jardinier le persuada donc, ce qui ne fut guère difficile, d'acquérir un de ces télescopes dont il avait vu la publicité, et il se risqua même à lui conseiller de l'installer en haut de la vieille tour écossaise. Un beau jour de juillet, un immense camion vint livrer toutes les caisses en bois contenant le mystérieux appareil, et cela marqua les esprits de tous les habitants du château. Mais hélas, une fois assemblé, le télescope était trop grand pour tenir sur le belvédère. Edgar décida alors de créer une ouverture dans la paroi de la tour. Mais quelle ne fut pas la surprise des maçons de découvrir, sur la surface d'une des pierres qu'ils avaient dû ôter, des inscriptions bizarrement gravées. On appela immédiatement Nestor, qui finit par trouver Edgar affairé dans la roseraie ; il alla ensuite prévenir Anatole. Bientôt tout ce petit monde se retrouva en bas de la tour

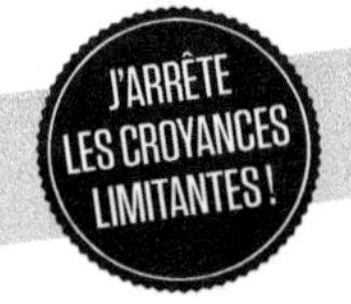

où les maçons avaient descendu la grosse pierre. Même Anna, qui avait senti l'excitation ambiante, les avait rejoints. Edgar examina avec sa grosse loupe de lecture les signes mystérieux formés de petits bâtonnets. Tout le monde était bouche bée et Edgar était perplexe. Il se souvint alors des deux frères maristes[11] qui étaient venus lui rendre visite l'été précédent en quête d'une donation pour la construction d'une école un peu plus bas, à quelques miles des Hamilton, au bord de la rivière, et il se rappela que l'un d'eux, d'origine norvégienne, lui avait confié qu'il était un spécialiste des écritures anciennes. Edgar demanda à Nestor de faire atteler son petit cabriolet : il devait en avoir le cœur net et lui demander de venir examiner leur mystérieuse découverte.

Ne vous détrompez pas, Edgar avait dans son garage deux voitures, plus un side-car dans lesquels il avait tant adoré sillonner les routes de campagne environnantes avec Alma à ses côtés, mais il ne s'en était pas servi depuis son décès. Il demanda donc par la même occasion à Nestor de faire venir le garagiste de la ville avoisinante pour remettre en état de marche tous ses véhicules afin de pouvoir les utiliser à nouveau. Alma, femme émancipée et libre, aimait conduire, et ils adoraient leurs randonnées, visites aux amis et voisins. La campagne était si belle et les routes pratiquement désertes à l'exception des quelques voitures à cheval, du camion postal et de quelques rares automobiles.

Poussé par son élan de curiosité pour cette mystérieuse pierre gravée, il allait pour la première fois depuis octobre quitter le domaine, très naturellement, sans s'en rendre compte tant son changement était fluide et juste.

---

11. L'ordre mariste est une congrégation laïque masculine fondé en 1863 par Marcellin Champagnat, un français. C'est un institut de vie consacrée de l'Église catholique dont les membres prononcent des vœux simples et ne sont pas prêtres. Leur patron est la Vierge Marie, et leur vocation l'éducation. Ils sont les fondateurs de l'importante Université mariste encore présente à Poughkeepsie, sur les bords de l'Hudson.

Les évènements semblaient orchestrés magiquement pour le guider en douceur vers sa nouvelle vie. **Sa vie !**

Étape 9 de libération : s'ouvrir au ciel, à la présence de l'infini

S'ouvrir à ses désirs et à l'inconnu

Nous avons vu au chapitre 5 que les rituels d'initiation comportaient toujours une étape où des enseignements sont transmis, avant que l'initié entreprenne son épreuve solitaire. Ils peuvent l'être par des personnes qui vont en effet nous passer des connaissances, des sortes de professeurs, de maîtres. Mais parfois, c'est la nature même dont nous parlions au chapitre précédent qui va s'en charger. C'est là où la vie devient magique, car nous assistons à des orchestrations improbables d'évènements dans le temps et l'espace qui nous emmènent exactement au centre de notre vie, de son sens profond. Ce ne sont pas des enchaînements logiques programmables, mais des sauts quantiques, des synchronicités, ces coïncidences pleines de sens qui viennent signer la connexion entre des situations, pourtant séparées par des lieux et des époques différentes.

C'est exactement ce qui se passe pour Edgar : il se laisse porter par l'influence d'Anatole qui a lu cette publicité dans un almanach, de Charlotte qui a la chance d'étudier dans cette université féminine voisine ayant ouvert une quarantaine d'années auparavant un programme d'astronomie créé par une femme exceptionnelle, Maria Mitchell, et tout cela va nous mener à une pierre mystérieuse gravée peut-être mille ans auparavant ! La vie de Maria Mitchell est un bon exemple de dépassement des croyances limitantes. Originaire de Nantucket, une île au sud de Boston dans le Massachusetts, Maria grandit avec ses neuf frères et sœurs au sein d'une famille Quaker. Elle montre un intérêt très précoce pour l'astronomie et découvre une comète, ce qui

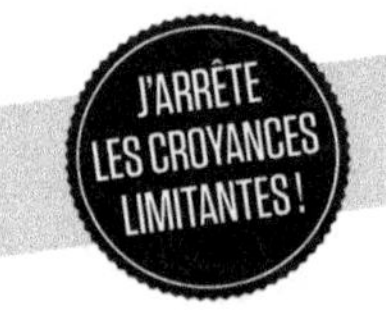

lui vaut de recevoir la médaille d'or du roi Frederick VI du Danemark en 1848. Elle devient professeure d'astronomie à l'université féminine de Vassar en 1865 et, après s'être battue, elle obtient de recevoir le même salaire que ses collègues masculins, ce qui était extrêmement rare à l'époque ! Toute sa vie, elle lutta contre l'esclavage et elle boycotta les plantations de coton en arrêtant d'en porter jusqu'à sa mort. Elle a accueilli chez elle des figures célèbres de l'abolition de l'esclavage telles que Frederick Douglass ou Sojourner Truth dont nous reparlerons un peu plus tard dans cet ouvrage. C'était une femme d'une persévérance et d'une ténacité époustouflantes.

S'ouvrir au ciel et à l'infini

Notre société a perdu sa connexion avec le ciel. Plus besoin de le regarder puisque l'on peut avoir les prédictions météo à la fin du journal télévisé ou sur Internet. De toute façon, la lumière des villes empêche l'observation des étoiles, de la voie lactée. Rien de tel que de se retrouver dans le désert où dans un lieu isolé et de s'allonger pour découvrir l'immensité qui s'offre à nous. Nous savons désormais qu'il existe galaxies après galaxies et que la nôtre n'en est qu'une parmi d'autres. Quel profond mystère là devant nos yeux pour qui veut s'y plonger ! Autrefois le ciel nous guidait ; il y a toujours eu des astronomes et astrologues depuis les Mésopotamiens et dans toutes les civilisations, qui ont suivi les messages des astres et les ont transmis aux hommes pour les guider. Comment ne pas ressentir une profonde humilité et un émerveillement total en contemplant la voie lactée ? Comment ne pas se sentir un être humain sur cette planète Terre, face à l'infini de la création et de l'univers.

Le ciel évoque en nous ce qui nous dépasse, les forces célestes qui animent notre terre et y permettent la vie. Sans le soleil, pourrions-nous survivre ? Il représente aussi le temps qui passe, cette immense horloge cosmique et les forces invisibles qui affectent notre vie. La symbolique du ciel nous permet, sans abdiquer notre pouvoir, de le resituer dans une perspective plus globale et plus vaste qui peut nous redonner confiance, et en même temps, nous permettre de lâcher prise et d'accepter, sans pouvoir complètement la comprendre, la complexité de l'univers auquel nous appartenons. Sans avoir créé un espace vide dans notre structure, nous ne pouvons changer l'organisation de notre personnalité et de notre vie. Pour qu'une circulation se remette en place, apportant changements, transformations et l'espace permettant d'accueillir de nouvelles idées ou personnes, il faut du vide. De l'espace aussi pour prendre du recul par rapport à notre situation et pour l'aborder d'un angle de vue différent. Ce sont ces moments de lâcher-prise et d'ouverture qui sont une des clés essentielles à notre évolution.

Alors demandez guidance et inspiration à toutes ces forces invisibles si le cœur vous en dit, comme les hommes l'ont fait depuis des millénaires.

Pour retrouver notre désir, notre élan de vie, il faut ouvrir l'espace restreint dans lequel nous nous contentons de vivre, que ce soit physiquement, émotionnellement ou mentalement ; repousser les limites de notre zone de confort et s'ouvrir à tous les possibles, donc entrer dans cet espace expansif et illimité qui s'offre à nous dont il serait si dommage de se couper. C'est un des spectacles les plus beaux qui existe.

Quand vous doutez de la vie ou que vous vous prenez trop au sérieux, souvenez-vous que vous n'êtes qu'un passager sur une planète qui existe depuis 4,6 milliards d'années, qui tourne sur elle-même dans une immensité infinie et qui existe depuis le Big Bang, qui se produisit il y a 10 milliards d'années !

Découvrez le cosmos

Si vous habitez à la campagne, profitez d'une nuit sans lune et sans nuages pour observer le ciel, tout simplement.

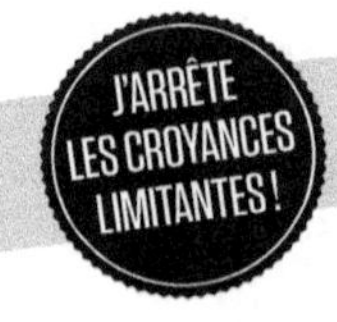

Pour les citadins, les lumières de la ville rendent difficile l'observation du ciel. Mais il y a d'autres possibilités pour découvrir le cosmos :

- en visitant la Géode à Paris (www.lageode.fr) ;
- en visitant le planétarium de la Cité de l'espace à Toulouse (www.cite-espace.com/cite-de-lespace/planetarium) ;
- en rejoignant un club d'astronomie et un observatoire (presque chaque ville en a un) ;
- en faisant un stage à l'observatoire du Pic du Midi dans les Pyrénées (www.obs-mip.fr/pic-du-midi) ;
- en participant à une veillée d'observation aux Angles (www.parcducosmos.eu/contact-parc-du-cosmos) ;
- en téléchargeant une application gratuite pour Smartphone : Star Chart, NASA App, Nigth sky lite ou encore SkyView free ;
- et sur iPAD : goskywatch www.gosoftworks.com/apps/goskywatch.

CHAPITRE 10

Découvrir ses véritables alliés et ses amis

« Nu est le dos d'un homme sans frère. »
Proverbe viking

Où Edgar sort pour la première fois de son domaine pour chercher de l'aide et résoudre l'énigme de la pierre.

Juillet 1906

Edgar grimpa dans le cabriolet, en saisit les rênes tandis que Charlotte s'installa à ses côtés. Il lui avait demandé de l'accompagner jusqu'à la résidence des deux frères maristes, quelques miles[12] plus bas au bord de la rivière.

Par chance à leur arrivée, le frère Iversen était là, affairé à l'installation de leur école destinée à former des professeurs. Il fut surpris et cependant soulagé de voir Edgar arriver ainsi à l'improviste : il avait plusieurs fois essayé, en vain, de lui rendre visite au château après le décès d'Alma afin de lui apporter quelque réconfort. Mais hélas, les domestiques lui avaient fait part du désir de réclusion totale de leur maître.

Le frère Iversen accueillit Edgar et Charlotte chaleureusement et les invita à s'installer dans son bureau, à l'entrée de sa petite demeure. Edgar lui conta son acquisition d'un télescope, les difficultés de son installation dans la vieille tour écossaise – que tout le

---

12. Un mile est une unité de distance équivalant à 1,6 km.

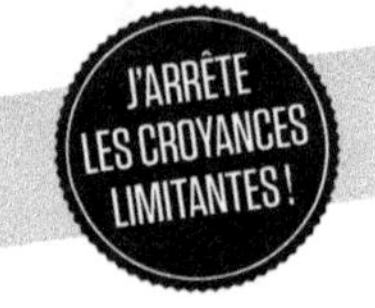

monde connaissait dans la région – et la découverte par les maçons d'une pierre sur laquelle avait été gravée une étrange et ancienne inscription. La curiosité du religieux grandissait au fur et à mesure du récit. En tant que spécialiste des écritures anciennes et norvégien de surcroît, il avait déjà une petite idée de l'origine de ce mystère.

Il promit à Edgar de passer en fin de journée au château pour examiner cette pierre. Edgar le remercia et repartit avec Charlotte dans sa carriole, touché et heureux de toutes ces petites choses qui venaient insuffler à sa vie un vent de nouveauté, de surprises et de découvertes. Son monde semblait être en expansion sans qu'il n'ait rien à faire, simplement dire oui à la vie, aux synchronicités de tous les jours qu'il apprenait à repérer peu à peu. Autre fait essentiel, il commençait tout juste à suivre leur piste et à accepter de se laisser guider, sans trop savoir à l'avance vers quoi précisément. Il lâchait prise et avait arrêté d'imposer aux choses et à la vie d'être comme il les voulaient. Il se rendait compte que ce que la vie orchestrait – n'avait-elle pas plus de 13 milliards d'années d'expérience ! – était beaucoup plus puissant et excitant.

Il appréciait aussi énormément la présence de Charlotte, la petite-fille d'Anna. Elle était intelligente, intéressante et toujours partante pour de nouvelles aventures. C'était aussi un peu pour elle, et tous les enfants du village, qu'il avait décidé d'installer ce télescope en haut de la tour.

Comme promis, le frère Iversen arriva en fin d'après-midi. À la vue des inscriptions, son visage s'illumina car il reconnut tout de suite cette écriture si familière : il s'agissait de runes, l'alphabet de l'ancienne langue nordique, le vieux Norse dont il était spécialiste. Quelle était la probabilité de faire, chez son voisin, une telle découverte : celle d'une inscription certainement gravée par une personne familière de cette langue oubliée, qui avait probablement la même origine que lui mais que 1 000 années, un océan et plusieurs milliers de kilomètres séparaient ? Cette coïncidence interpella profondément Edgar : était-ce le hasard ou plutôt une orchestration mystérieuse de péripéties qui transformait la vie en une sorte de grand jeu de piste étonnant et passionnant ? Il aurait été bien difficile de créer cet incroyable rendez-vous entre tous ces protagonistes à travers l'espace et le temps !

Il ne restait plus au frère Iversen qu'à déchiffrer ce précieux message, mais il n'avait pas apporté ses petits outils de fouilles archéologiques. Il décida donc de revenir le lendemain matin pour nettoyer soigneusement l'inscription, l'examiner tranquillement et surtout déchiffrer ce message venu mystérieusement de la nuit des temps et qui semblait bien leur être destiné.

Les paramètres de la vie d'Edgar se complexifiaient et s'étendaient ; lui qui auparavant avait été paralysé par la mort et le désespoir, se levait désormais chaque matin avec le délice et l'anticipation de vivre un nouveau chapitre de *sa vie !* Il alignait désormais sa vie sur les forces présentes et acceptait les évènements qui se formaient naturellement, comme par magie, tout au long de sa vie. Désormais, il n'était plus figé, il sentait que sa vie, comme le fleuve Mahecantuck, coulait avec force et détermination et que rien ne pouvait la stopper. La vie avait tellement à lui donner, à lui faire découvrir, bien plus qu'il n'aurait jamais pu imaginer. Pour l'accueillir pleinement, il lui parut nécessaire de se mettre dans une posture de lâcher prise, d'accueil inconditionnel de ce qui était là devant lui, d'acceptation active, d'humilité devant cet incroyable mystère qu'est la vie.

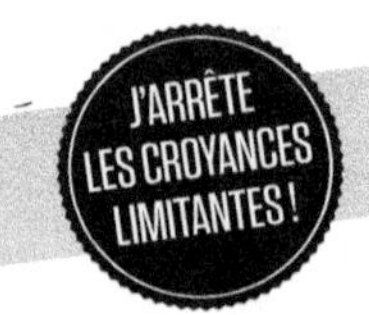

Étape 10 de libération : comment nos alliés se manifestent spontanément

Lâcher notre contrôle et nos préjugés

Le but de l'univers est, selon les scientifiques, le développement d'évènements soumis aux lois de la physique. L'univers n'est ni bienveillant, ni malveillant, ni indifférent ; il répond tout simplement à nos actions en nous présentant des situations similaires. Il semblerait donc que notre vie soit en fait le reflet de ce que nous ressentons à l'intérieur. Le cosmos semble répondre à nos choix. Quel que soit notre projet, les circonstances qui vont apparaître vont nous aider à l'atteindre. Il est donc important d'observer attentivement les évènements qui se déroulent dans notre vie, car ils contiennent d'importantes informations sur nous : les réponses du cosmos sont en quelque sorte un miroir qu'il nous tend.

Lorsque nous cessons d'exercer une pression sur la vie, en la forçant à correspondre à nos désirs, à suivre nos projets bien établis, en général par notre raison, notre volonté, nos anticipations logiques, nos opinions préconçues, quelque chose se passe de totalement inattendu. Comment se fait-il que nous préférions nos pensées logiques et nos croyances à l'incroyable mystère de la réalité qui se déroule devant nous. Nous voulons tout contrôler. Mais la vie se débrouille bien mieux quand on la laisse œuvrer tranquillement. C'est ce qu'Edgar est en train de réaliser. Et c'est à cette incroyable force qu'il s'abandonne, qu'il confie le déroulement de sa vie, non pas passivement comme vous pouvez le remarquer mais en étant présent à elle. Il répond à chaque indice qui lui est présenté – *être responsable ne signifie-t-il pas être capable de répondre ?* Son attitude envers la vie, le monde et les gens s'est totalement transformée.

Chaque rencontre révèle une part de nous-même

Ce même principe s'applique à la formation de notre vie sociale. Lorsque nous y réfléchissons bien, chacun tisse au cours de sa vie des réseaux sociaux complexes uniques, variés, qui évoluent au cours du temps en venant répondre à nos besoins du moment. Chaque personne est un miroir qui est là pour refléter, révéler, épanouir certaines parts de nous. C'est cette complexe chorégraphie de rencontres « fortuites », à l'école, dans un train, un avion, un stage qui va au cours du temps réunir de puissants alliés qui nous accompagneront parfois tout au long de notre vie. Lorsque nous vivons dans ce cadre de référence fluide et interconnecté, les liens forment un aspect essentiel de notre vie, l'être humain est avant tout social. Chaque personne rencontrée a sa raison d'être, et nous repérons vite les points que nous partageons en commun avec elle. Son rôle est de toucher nos vies, nous apporter de nouvelles perspectives et opportunités.

Lorsque nous lâchons prise, comme Edgar le fait avec les gens présents dans sa vie, ses jugements habituels s'estompent, ses filtres se dissolvent, et il peut percevoir les gens tels qu'ils sont ; son cœur s'ouvre et il lui est facile de les inclure dans son cercle intime. Nous pouvons en faire de même en choisissant consciemment de ne pas juger constamment les autres, en nous stoppant lorsque nous nous surprenons à le faire. C'est une telle habitude ! Nous avons vu au chapitre 7 l'importance de faire taire nos critiques intérieurs. Maintenant, nous voyons l'importance de stopper les commentaires de nos critiques extérieurs qui ont pour effet de repousser loin de nous les gens qui nous approchent, de nous isoler en nous faisant croire que nous sommes supérieurs.

Les mirages des relations virtuelles

Nous vivons une époque où la dimension collective semble avoir pris une place primordiale avec la naissance d'espaces collectifs de travail, de réflexion, de rencontres, reflets de la reconnaissance de la richesse et de la valeur du travail collaboratif. Mais bien sûr

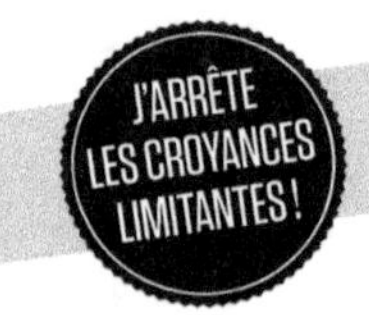

nos liens se tissent aussi de plus en plus à travers les omnipotents réseaux sociaux. La Toile s'impose de plus en plus dans nos vies pour le pire et le meilleur. Nous sommes dans un monde en transition et en voyons les premiers effets sur les enfants : anxiété, FOMO (*Fear Of Missing Out* ou en français « peur de rater quelque chose ») font qu'ils ne quittent plus l'écran de leur portable où se jouent leur vie sociale et leur popularité, donc leur valeur, à coup de « *like* » ou, pire, d'exclusion et d'humiliation publique. Virtuel ou réel, il est intéressant de noter que rien n'a changé : Facebook, Instagram ou Twitter sont là pour nous plonger soit dans une sensation euphorique de succès, de « glamourisation » (on m'aime, on m'adule, on m'admire, on me suit…) soit dans la honte et le retrait. Beaucoup d'adolescents en font les frais. Nos bons vieux juges intérieurs et extérieurs continuent de se régaler, de se repaître, même plus qu'avant me semble-t-il, et de régner sur nos vies. Rien n'a changé finalement, et c'est peut-être pire, cette fausse sensation d'appartenir si ténue et fragile et qui nous angoisse car tout est publiquement exposé sans garde-fou. Il semblerait que nous ne nous sommes jamais autant sentis seuls tout en étant de plus en plus obsédés par le désir d'être vus, inclus et acceptés. Ce mirage de la connexion virtuelle obligatoire et constante est un phénomène trop récent pour que l'on puisse en connaître les effets à long terme, mais elle nous plonge dans un paradoxe qu'il est difficile de résoudre, car il est incontournable et il devient de plus en plus compliqué de s'y soustraire.

Sommes-nous faits pour intégrer et assimiler toutes les informations dont nous bombardent les médias de tous ordres, 24 h/24, souvent avec des images choquantes et traumatisantes, le canal visuel étant de plus en plus privilégié. Il semble que cette incapacité à donner du sens et à assimiler des évènements lointains ait comme effet de nous plonger dans un profond sentiment d'impuissance et de désespoir. Notre réseau social paraît inclure désormais tous les habitants de la planète, alors que nous connaissons à peine notre voisin de palier.

Quelle est votre tribu et comment s'est-elle constituée ?

. . . .

. . . .

Que vous apporte-t-elle ? Quel a été son rôle au cours du temps ? S'est-elle modifiée ? Pourquoi ? Comment ?

. . . .

. . . .

Comment l'apparition des réseaux sociaux et de la Toile a-t-elle affecté vos liens sociaux ?

. . . .

. . . .

Êtes-vous satisfait de votre vie sociale ?

. . . .

Êtes-vous vrai avec les autres ? (Si on n'est pas vrai avec les autres, on n'a pas de vraie relation).

. . . .

Si ce n'est pas le cas, que pourriez-vous faire pour l'améliorer ?

. . . .

. . . .

Pourriez-vous mettre en place des actions à cet effet ?

. . . .

. . . .

CHAPITRE 11

Savoir repérer et accueillir les synchronicités

« Avant de juger, il faut comprendre et quand on a compris, on n'a plus envie de juger. »

André Malraux

Où Edgar est brutalement confronté à ses croyances limitantes par un message millénaire.

Juillet 1906 (suite)

Ce matin-là, Edgar se leva tôt malgré sa fatigue, car il était intrigué et impatient de découvrir le message mystérieux que le frère Iversen allait venir déchiffrer. La veille, en fin d'après-midi, Nestor, Anatole et le maçon avaient terminé l'installation du télescope en haut de la tour, et Charlotte avait montré à Edgar comment mettre au point l'instrument selon la distance des objets célestes observés. Ses cours à l'université la passionnaient, et elle s'était découvert une âme d'astronome. Elle était même devenue, et elle en était fière, l'assistante de la professeure d'astronomie, car Vassar était une des premières universités aux États-Unis réservée aux femmes.

Fort de ces quelques connaissances, Edgar s'était rendu pour la première fois, après le dîner, seul en haut de la tour, sur laquelle trônait désormais ce magnifique télescope, et il s'essaya pour la première fois à scruter le ciel. Il était en fait un peu ému et intimidé d'entrer ainsi en contact si proche avec ces objets célestes inconnus,

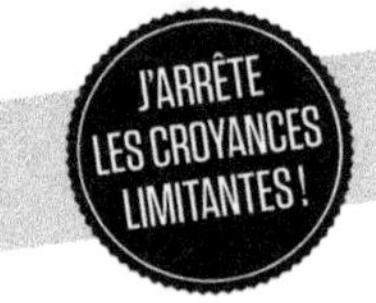

si lointains ; planètes, étoiles, galaxies, comme s'il commettait une sorte d'intrusion dans un monde qui lui était étranger mais avec lequel il se sentait pourtant connecté. Quelles étaient les chances qu'il soit habité ? Sa réflexion l'interpella. Depuis sa métamorphose, Edgar s'abandonnait davantage à des réactions spontanées et instinctives. Il s'obligeait très souvent à ralentir, à se concentrer sur ses sensations corporelles et à investiguer ce qu'il ressentait vraiment. Il essayait de contrecarrer son habitude d'enfouir ou de minimiser les informations que son corps lui transmettait.

Ces dernières semaines, il avait passé plus de temps avec sa nouvelle famille : Charlotte, Anatole et les autres. Il était en proie à une remise en question profonde de ses croyances. Il se sentait un peu coupable – mais une saine culpabilité – des jugements hâtifs, à l'emporte-pièce, qui l'avaient empêché de voir vraiment qui étaient les personnes autour de lui, sans les juger selon leur genre, leur statut social, leur âge ou leur choix de vie. Il avait été élevé à la fin de l'époque victorienne, et cette idée d'un monde nouveau, plus juste émergeait souvent dans ses pensées. Il se rendait compte de tous les jugements, les automatismes avec lesquels il avait tendance à percevoir les autres, la vie, la nature, même le ciel ! Il lui aurait semblé impensable encore quelques mois auparavant de nouer des liens aussi profonds avec la petite-fille de sa cuisinière.

C'est alors qu'il entendit la carriole du frère Iversen s'engager dans l'allée du château, et il se précipita aussitôt pour l'accueillir. L'archéologue avait apporté sa mallette, contenant brosses et pinceaux, et tous deux s'installèrent au pied de la tour pour étudier la pierre. Une atmosphère dense et solennelle flottait sur cet incroyable moment. Ils allaient pouvoir déchiffrer un message qu'un humain avait inscrit il y avait presque mille ans !

Petit à petit, le frère Iversen réussit à recueillir tout le message, malgré l'érosion qui, à certains endroits, avait effacé les runes. Il l'avait transcrit sur un petit morceau de papier. L'auteur en était un certain Einar, un viking qui, soit avait été fait prisonnier, soit habitait dans cette tour. Le frère Iversen traduisit son message du vieux Norse[13] :

> « Pour te souvenir de qui tu es,
>
> Tu dois oublier ce que l'on t'a demandé d'être.
>
> Tu as une raison de vivre et une destinée.
>
> Quoi que les gens te disent, il est temps pour toi de les découvrir. »

Edgar était bouche bée, totalement bouleversé par l'opportunité de ce message. C'était comme si Einar avait anticipé mille ans plus tôt la question précise qu'il se posait ce jour-là à New York ! Il avait même trouvé un moyen de lui remettre en main propre ! Ébranlé par la justesse de cette synchronicité, il lui fallut un certain temps pour se remettre du choc. Il avait l'impression qu'Einar venait lui donner l'encouragement par-delà l'espace et le temps de poursuivre sa quête de vérité et d'authenticité, malgré ce qu'on lui avait demandé d'être, malgré tout ce que l'on pouvait lui dire !

La journée avait débuté par son questionnement sur sa tendance à juger les autres et se terminait sur cet encouragement à examiner la manière dont il laissait les autres le juger, le définir mais aussi à quel point il passait son temps à se juger lui-même.

Il avait besoin de métaboliser tous ces évènements, et il invita donc le frère Iversen à le suivre sur la terrasse du château pour partager le déjeuner qu'Anna leur servit. Il faisait déjà chaud mais ils s'installèrent à l'ombre

---

13. Il s'agit d'une véritable inscription viking.

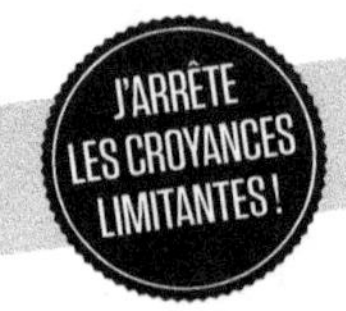

des grands piliers blancs. Et ils parlèrent longtemps, très longtemps, de l'histoire de ces pays nordiques, des Vikings, des invasions. Le frère Iversen lui raconta comment certaines sagas islandaises décrivaient les voyages des Vikings jusqu'en Amérique, comment ils avaient, grâce à leur incroyable talent de navigateurs et à l'agilité et à la solidité de leurs embarcations à fond plat, découvert non seulement le Groenland, mais aussi la partie est du Canada et même plus bas le Maine ! Décidemment, chaque jour qui passait venait un peu plus ébranler toutes les croyances et les certitudes d'Edgar. Christophe Colomb n'avait pas découvert l'Amérique. Ça c'était vraiment une première !

Ce ne fut qu'en fin d'après-midi que le frère Iversen monta dans sa petite carriole et prit le chemin du retour. Edgar voulait trouver un bon emplacement pour cette pierre gravée. Il voulait honorer Einar. Dans le musée Mohican ? Il n'en était pas sûr. Dans un premier temps, il demanda à Nestor de placer la pierre dans le vestibule du château, aux yeux de tous, en attendant de lui trouver sa juste place. Edgar avait bien progressé. Au lieu de forcer les choses, il savait que l'univers, c'est-à-dire la vie lui apporterait en temps utile la réponse. Il fallait simplement qu'il ait cette intention et, de plus en plus, il se rendait compte que ce n'était guère plus difficile que cela. Intention + Attention = Obtention

Il espérait simplement que la réponse n'attendrait pas mille ans !

Étape 11 de libération : comment tout se manifeste spontanément et justement

S'en remettre à la chance ?

À la lecture des biographies de gens célèbres, quels que soient leurs domaines de prédilection, on se rend très vite compte de toute l'orchestration subtile qui conduit à l'aboutissement de leur projet de vie. Je pense à une jeune violoniste virtuose qui attribuait sa carrière à trois choses : le talent, le travail et… la chance. Les deux premières sont évidentes car, sans effort ou sans talent, il est très difficile de réussir mais le troisième, la chance, est plus complexe à expliquer, à cerner. C'est se trouver au bon endroit au bon moment, rencontrer les « bonnes personnes ». Mais est-ce dû au hasard ? J'aime personnellement cette image du pompon dans les manèges. Comme lui, la chance passe et repasse, nous caresse le visage, même lorsque nous sommes distraits, et notre rôle est de faire attention et d'agir. Une fois le pompon attrapé, il reste à l'intégrer et à le laisser influencer notre vie. Même si c'est quelque chose qui au premier abord est perçu comme « négatif », comme la mort d'Alma dans le cas d'Edgar.

La vie se moque des droits

Le plus souvent, ce n'est pas ce que nous faisons. Nous passons une énergie folle à critiquer, nier, rejeter ce qui se passe et à rester englué dans cette profonde croyance que nous avons des droits et que la vie consiste d'une part à exercer nos droits et d'autre part à faire en sorte que les autres les respectent. Par conséquent, la mort, la maladie, la perte d'un travail, l'incendie d'une maison sont jugés totalement injustes. On se positionne une fois pour toute en victime, en arrêtant de vivre, en attendant des réparations et en s'enfonçant dans un long procès nous opposant, nous, victimes, à la vie, cette orchestration subtile et complexe de l'univers. La vie se moque des droits, ce qu'elle veut, c'est nous présenter et nous faire vivre le plus d'expériences possibles.

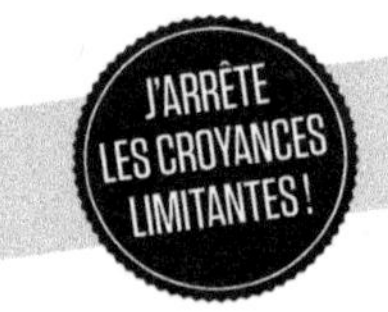

Mais non, nous voulons gagner le procès contre la vie et le destin : avoir raison, être dédommagé. Nous avons des droits et voulons à tout prix l'assurance de notre petit fleuve tranquille, comme prévu : vous vous souvenez école primaire, secondaire, bac, fac/études supérieures, boulot, famille, vacances, retraite et hop, le cimetière ou plutôt, de nos jours, l'urne. Edgar avait mis son embarcation à l'eau, au sens symbolique et choisi la vie, le lâcher-prise, les aventures.

Entrer dans le flot des synchronicités

Une synchronicité[14] est un évènement qui a des conséquences importantes et affecte notre vie en lui donnant du sens. Un élément extérieur vient s'aligner, entrer en résonance ou partager des éléments communs avec nos valeurs, nos besoins, nos pensées, sentiments ou idéaux. L'extérieur semble tout à coup répondre à une préoccupation intérieure. C'est ce que l'on appelle dans le langage courant une coïncidence : deux choses apparaissent simultanément et semblent être en lien. Par exemple, vous avez une fuite d'eau chez vous, et votre nouveau voisin vient frapper à votre porte pour se présenter et vous annonce qu'il est plombier. Ou vous roulez sur l'autoroute et réfléchissez à un futur lieu de vacances et devant vous se trouve un camion portant l'inscription Fidji et vous vous souvenez vouloir depuis toujours visiter cette île. Mais là nous allons explorer un peu plus cette notion, car avec l'avènement de la physique quantique, nous savons que la matière répond à l'observation. La particule, en fait, se comporte différemment si elle est observée ou pas. Ce que nous observons se transforme, influencé par l'état d'esprit de l'observateur ou ses émotions. Nous vivons dans un univers sensible qui s'exprime à travers nous et la réalité que nous construisons. Nous sommes donc finalement des co-créateurs, un peu à l'image d'un dieu ; certains physiciens vont même jusqu'à dire que la réalité n'existe pas en soi mais qu'elle est une manifestation virtuelle collective, un

---

14. C'est une notion particulièrement développée par Carl Gustav Jung.

écran sur lequel nous projetons en 3D et donnons forme à nos concepts et notre ressenti. Je vous demande de vous ouvrir juste un tout petit peu à cette possibilité et de laisser cette information faire son chemin.

Alors comment repérer toutes ces synchronicités, ce que j'appelle les « pompons des manèges », ces informations, possibilités, ouvertures qui apparaissent mais qu'il est à nous, humains, de saisir car nous possédons un libre arbitre absolu, et rien ne nous est imposé.

C'est là où tout ce que nous avons transformé et développé en nous au cours des dix chapitres précédents, à l'instar d'Edgar, va venir contribuer à la mise en place de nos nouveaux outils de navigation de notre réalité afin de dérouler, créer et vivre notre vie. Reprenons-les :

- **Accueillir la crise :** souvent un évènement soudain va venir perturber notre somnolence. Nous étions en train de « nous endormir au volant » tout en pensant conduire notre vie d'une main de chef.
- En profiter pour **nous arrêter** et nettoyer notre véhicule (nous) et réviser notre itinéraire.
- **Examiner notre vie et notre itinéraire :** suis-je sur ma route, avec les bonnes personnes ? Est-ce que je vis MA vie ou celle de quelqu'un d'autre ?
- **Nous efforcer de nous laisser traverser par nos émotions,** les accueillir et donc retrouver notre énergie et notre vitalité.
- **Nettoyer nos sens et nous mettre à écouter la vie** et les messages qu'elle nous transmet inlassablement. Écoutez, observez, touchez, sentez, ressentez, réveillez vos capteurs. Soyez curieux comme des enfants et retrouvez les sens de l'émerveillement et l'appréciation de toutes les petites choses.
- **Passez du temps dans la nature,** retrouvez votre corps et votre vitalité. Bougez.

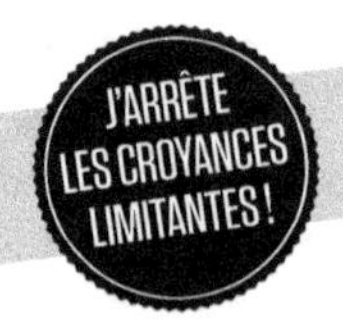

- **Libérez-vous de vos critiques intérieurs,** attrapez-les dès qu'ils pointent leur nez et demandez-leur de se relaxer et de vous laisser faire l'expérience directe de la vie.
- Enfin pouvoir **capter** tous les petits pompons de la vie, **les synchronicités,** les saisir, y répondre et voir comment ces éléments offerts par l'univers s'intègrent dans votre vie.

C'est seulement à ce moment-là que vous commencez vraiment à vivre la vie, une vie passionnante, intéressante où rien n'est écrit d'avance mais perpétuellement en mouvement. Comme une improvisation musicale où la partition n'existe pas ; la musique se crée spontanément. C'est une expérience de flot optimal dans lequel l'extérieur et l'intérieur sont parfaitement alignés en résonance et en harmonie. Nous entrons dans une sorte de danse avec la vie, dans un acte de création mutuelle. Ce que les sportifs appellent la « zone ». C'est une sorte de condition optimale, un équilibre subtil entre la réceptivité et l'assertivité, le contrôle et l'action. Les circonstances semblent soutenir vos projets, les personnes ou choses dont vous avez besoin apparaissent d'elles-mêmes.

Cela n'exclut pas qu'il faille à certains moments travailler dur, donner un coup de collier ; mais à d'autres moments nous semblons être portés, c'est facile.

Alors bien sûr ce processus ne garantit pas que seules des choses agréables se produisent. Il faudra embrasser des obstacles, des difficultés, des refus, mais dont vous découvrirez l'utilité et le sens bien plus tard, comme Edgar avec la mort d'Alma.

Nous retrouvons la confiance en nous et en la vie !

Vivez-vous avec des projets fixes que vous vous efforcez d'accomplir ou vous laissez-vous inspirer par le déroulement des évènements ?

. . . .

. . . .

Vous efforcez-vous de contrôler à tout prix votre vie ?

. . . .

Vivez-vous la vie comme un jeu de piste extraordinaire et passionnant, ou comme si vous purgiez une peine en prison ?

. . . .

Avez-vous déjà fait l'expérience d'opportunités extraordinaires, de synchronicités ?

. . . .

. . . .

Comment intégrez-vous les évènements qualifiés de « négatifs » à votre vie ? En faites-vous des facteurs d'expansion et de changements, ou au contraire de victimisation et de stagnation ?

. . . .

. . . .

Seriez-vous prêts à lâcher prise ?

. . . .

Quelles sont les croyances qui vous en empêchent ?

. . . .

. . . .

CHAPITRE 12
Confronter la mort

Victor Hugo, *Booz endormi*

Où Edgar est confronté à l'anniversaire de la mort d'Alma et réalise enfin son enterrement.

Octobre 1906

Edgar avait passé tout l'été à continuer sa progression. Il appréciait la présence silencieuse d'Anatole dans la roseraie, les promenades dans le domaine avec Mahkah, les conversations passionnantes avec Charlotte et le frère Iversen qui venait régulièrement lui rendre visite. Chose encore plus surprenante : il n'appréhendait plus de monter seul sur le belvédère pour observer les étoiles. Les chaudes soirées d'été le remplissaient de délices, et il s'ouvrait chaque jour à ce que la vie lui apportait. Mais il savait qu'il lui restait encore du chemin à parcourir. Que ce soit par déni ou pour éviter la peine que cela lui causerait sans doute, Edgar avait jusqu'alors soigneusement évité d'aller visiter la tombe d'Alma. Mais la date anniversaire de sa mort approchait, et la tradition exigeait d'ériger une stèle funéraire exactement un an après le décès du défunt. Edgar avait donc chargé auparavant le régisseur de sa propriété de contacter le tailleur de pierre du village pour qu'il grave une simple pierre verticale pour Alma. Il était aussi de coutume à l'époque – ce qui est encore

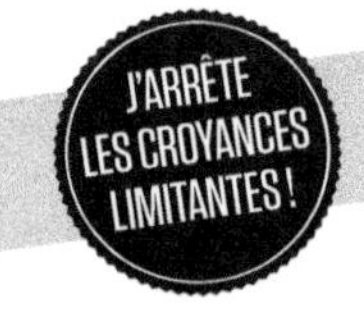

possible et légal actuellement dans bien des états – de se faire inhumer sur sa propriété. Les difficultés de transport ou d'inhumation dues soit aux hivers trop rigoureux, soit aux étés trop étouffants, obligeaient beaucoup de fermiers à enterrer eux-mêmes les morts sur leur terre. Ainsi, non loin du château, au bord du chemin menant à la rivière se trouvaient, à l'ombre de grands arbres centenaires, quelques tombes qui avaient été léguées à Alma et Edgar avec l'achat du domaine. Lorsqu'Alma vivait encore, ils ne s'étaient jamais attardés dans ce lieu, trop occupés par les rénovations du château, leur vie sociale et le travail très prenant d'Edgar. Alma était trop active, impulsive et vivante pour prêter quelque attention à la mortalité. Elle allait de l'avant, vivant sa vie à fond, se donnant à cœur perdu et n'était-ce pas ce même mouvement de vie qui l'avait emportée dans sa mort – finalement une mort qui lui ressemblait ?

Un matin d'octobre, le régisseur vint prévenir Edgar que la stèle d'Alma était enfin prête à être livrée. Tout le château se réunit le 9 octobre 1906 dans cette enclave du domaine réservée aux morts, sous ses immenses arbres centenaires. Edgar appréciait d'être entouré des domestiques qu'il considérait à présent comme sa véritable famille. Anatole avait créé une magnifique gerbe de fleurs d'automne, un entrelacs de dahlias et d'anémones. Edgar avait apporté dans une grande corbeille les pétales des plus belles roses de sa roseraie qu'il avait pris soin de sécher tout au long de l'été, en vue de ce moment. Du vivant d'Alma, après chaque visite à sa roseraie, il ne manquait jamais de ramener un magnifique bouquet qu'Anna installait soit dans la chambre d'Alma soit dans sa salle de bain. Alma le découvrait avec bonheur à son retour au château. C'était là de petits témoignages de l'amour d'Edgar qui la touchaient si profondément. Devant la tombe, Edgar se recueillit. Il s'agenouilla pour répandre tous les pétales de rose sur le petit rectangle couvert d'herbe. L'émotion était forte pour tous, et bien des larmes coulaient. Pour autant, il était bon pour eux de venir tous ensemble marquer réellement le départ d'Alma, légitimer la présence de sa dépouille sur ce monticule habité par tant d'histoires, protégé par tant d'arbres et peuplé de quelques défunts qui avaient eux aussi un jour résidé dans ce domaine.

Un an plus tôt, l'enterrement d'Alma s'était fait presque furtivement, comme à la dérobée. Edgar était si bouleversé et dans un tel état de choc, qu'il avait dû laisser Nestor et Anna s'occuper de tout. Edgar était absent psychiquement – nous dirions aujourd'hui « dissocié » – et gardait un souvenir très nébuleux de cette période si douloureuse et chaotique. La pose de la pierre tombale, qui fêtait le premier anniversaire de la mort d'Alma, donnait l'impression d'un premier enterrement à nombre de ceux qui étaient présents. Un ministre du culte anglican récita quelques prières et le frère Iversen entonna un très bel hymne à Marie, qui toucha beaucoup la petite assemblée. Puis, tout le monde se dirigea vers le château où Anna et Nestor avaient préparé une petite collation. Alors qu'il quittait ce petit cimetière privé, Edgar regarda les noms inscrits sur les quelques tombes et il en remarqua deux, une de taille adulte et une plus petite, sur lesquelles étaient simplement inscrites des initiales et des dates de décès à quelques jours d'intervalle, sans identification précise. Cela l'intrigua et il se demanda qui étaient ces mystérieux défunts, peut-être liés entre eux, peut-être morts ensemble, au même moment. Les circonstances ne lui permirent pas de s'attarder davantage, il fut rapidement happé par son devoir d'hôte de ce petit rassemblement traditionnel qui suivait au château. Il s'en serait bien passé. Il aurait préféré rester enveloppé avec Alma dans la simple intimité de ces grands arbres protecteurs dont les feuilles jaunies avaient déjà commencé à se mêler aux pétales de

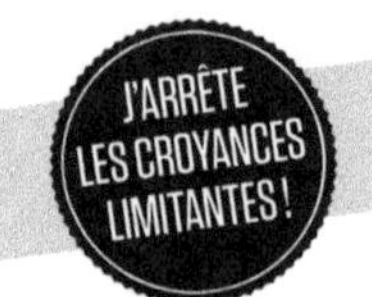

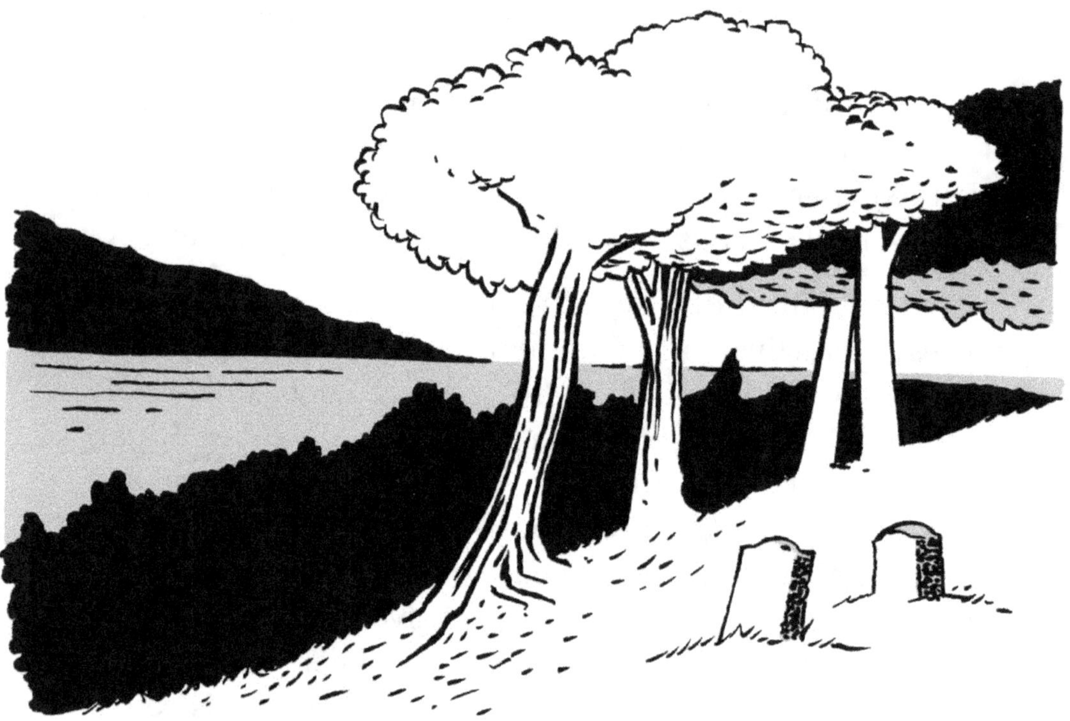

roses, mais il savait bien que cela n'était pas possible. Il se promit de revenir lorsqu'il en aurait le temps. Il vit alors un voisin qui n'avait pas pu assister à la cérémonie mais qui voulait rendre un dernier hommage à Alma à sa manière. Il montait Pégase, son étalon. Edgar fut un peu surpris de le voir mais très vite il comprit l'intention de ce brillant cavalier – combien de fois s'étaient-ils retrouvés avec Alma à parcourir la campagne avoisinante ! Pour lui, il allait de soi de rendre visite à la dépouille d'Alma avec Pégase. Il avait accepté après l'accident de prendre ce magnifique pur-sang en pension et surtout de le monter régulièrement. Jusqu'alors Edgar n'avait pu prendre aucune décision à son égard. Il accueillit le cavalier et surtout sa monture, caressa Pégase avec émotion, et là aussi un immense sentiment d'acceptation, de pardon, de gratitude s'éleva dans son cœur. L'animal n'était pour rien dans l'accident qui avait coûté la vie à sa femme, personne n'y était pour rien. Nul besoin de blâmer qui ou quoi que ce soit. Ce sont là les mystères de la vie et de la mort qui se décident sans que quiconque puisse les contrôler. Il libéra sur le champ tout son ressentiment envers cette phase de sa vie et sentit un poids immense le quitter.

Il pensa à sa propre mort, mais d'une manière paisible et presque vivifiante, ce qui lui semblait si paradoxal. *Sa mort !*

Étape 12 de libération : inclure la mort dans la vie

Prendre conscience de la mort pour enfin vivre à fond

La mort comme la vie sont de grands mystères. Nous pensons avoir un peu plus de maîtrise sur la vie, car nous avons le pouvoir de procréer donc de la transmettre. Mais la mort, sauf en cas de suicide ou de crime, n'est pas programmable ; elle arrive quand elle veut et, bien souvent, nous surprend quand nous ne l'attendons pas.

La mort d'Alma fut dramatique pour Edgar, car elle l'obligea à confronter son absence de vie propre. Jusqu'à cette épreuve, il avait vécu sa vie par procuration : sa vie professionnelle était sous l'égide de l'entreprise familiale à laquelle il avait délégué tout son pouvoir de décision. Quant à sa vie personnelle, c'est Alma qui gérait tout ; il s'en remettait à ses décisions pour organiser leurs loisirs, leur vie sociale ainsi que la gestion et la décoration du domaine. C'est un scénario très courant au sein des couples, dans les familles et même les entreprises, mais qui, en fait, est un signe de codépendance et d'abdication du pouvoir de choisir et d'honorer nos désirs et nos envies. On le justifie parfois en prétextant

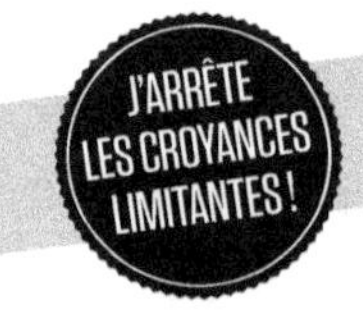

que cela évite les conflits, par esprit de sacrifice, mais c'est surtout un indicateur de soumission et d'abandon de soi-même.

Plus nous avons une relation sécurisante et saine avec quelqu'un ou quelque chose, plus il est facile d'accepter sa mort ou sa disparition, car nous avons le sentiment d'avoir vécu pleinement le lien, la relation et nous n'avons aucun regret, seulement de bons souvenirs et bien sûr une immense nostalgie de leur présence, accompagnée d'une énorme gratitude et plénitude de les avoir connus, rencontrés et aimés. Nous sommes en paix car nous avons vécu totalement les moments possibles. Mais ces relations sont rares et nous attendons bien souvent une menace ou un ultimatum pour enfin nous autoriser à vivre à fond : un diagnostic de cancer, une menace extérieure, et encore, pas toujours !

C'est le célèbre exercice qui a pour énoncé : « S'il vous restait une semaine à vivre, comment la passeriez-vous, où et avec qui ? » Il est vrai que bien souvent notre vie est définie par ce que nous accomplissons, ce que nous possédons, plus que par qui nous sommes. Pourtant, les « êtres » humains, comme leur nom l'indique, ne sont pas déterminés par leurs « actions » mais bien par leur « être ».

Que nous apprend la mort ?

Alors si nous accueillons les enseignements de la mort, ils nous rappellent que :

- Nous sommes tous égaux face à la mort car nous mourons tous.
- Nous n'emportons rien avec nous lorsque nous mourons. Nous naissons et mourons seuls et nus. Il est donc inutile de centrer sa vie uniquement sur l'acquisition de biens matériels.
- Nul ne peut expliquer avec certitude ce qui se passe lorsque nous quittons notre corps, c'est encore un profond mystère bien que certaines personnes ou traditions nous apportent leurs versions de ce passage.

- La vie est précieuse parce qu'elle ne dure pas éternellement et peut s'interrompre à tout moment. Aimeriez-vous vivre éternellement ?

- Rien ne sert de passer du temps à penser à la mort, à en avoir peur, à vouloir l'éviter ou la retarder car elle gagnera toujours. Passez plutôt du temps à vivre !

- La mort nous aide à nous recentrer sur ce qui est essentiel. C'est souvent en frôlant la mort, comme dans le cas d'Edgar, que nous pouvons faire une expérience de réveil, dans tous les sens possibles. Ce réveil peut être pour certains spirituel, mais dans bien des cas, il commence simplement lorsqu'on fait le choix de vivre passionnément, d'ouvrir son cœur et d'aimer.

- N'attendons pas d'être au seuil de la mort pour vivre toutes les expériences que nous avons envie de faire, d'exprimer notre amour à ceux qui nous entourent.

- Nous devrions ressentir une profonde gratitude envers le merveilleux mystère qu'est la vie, la nôtre, celle des autres, la nature, notre planète Terre qui tourne au milieu du cosmos et sur laquelle nous sommes, tout de suite là maintenant ; vous en train de lire ces lignes et moi de les écrire.

Redonner du sens aux rituels funéraires ?

La surpopulation, la pollution, le manque de place dans les cimetières urbains, le déclin de l'Église et du nombre de membres du clergé, le manque de temps à consacrer aux rites mortuaires nous obligent à repenser la gestion matérielle de la dépouille mortuaire. Ce qui durait autrefois presque une semaine[15], alors que la dépouille était lentement lavée, habillée, préparée pour la visite de la famille et des amis, la mise en bière, la fermeture du cercueil, la cérémonie religieuse, la procession au cimetière, l'inhumation proprement dite, tout ceci est désormais expédié le plus vite possible, confié aux mains de professionnels, qui accomplissent tous ces gestes mécaniquement et surtout en la transformant en

---

15. Chaque religion a ses coutumes et ses traditions. Je ne parle ici que d'une version possible.

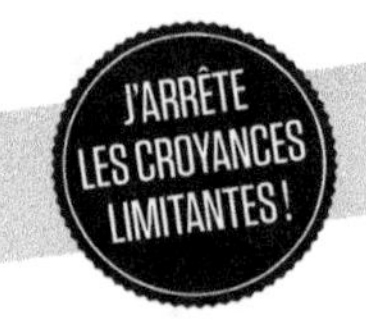

une industrie, l'industrie de la mort, qui est une source de profit extraordinaire. Car oui, c'est une industrie qui rapporte des milliards et en plus, elle ne manque jamais de clients !

L'écologie – l'embaumement comme l'incinération étant sources de pollution – ainsi qu'un désir de retrouver du sens et un soutien communautaire face à la mort d'un proche ont débouché sur des nouvelles initiatives ici, aux États-Unis, dans des villages proches de chez moi.

- des cimetières « verts » dans lesquels les morts sont enterrés à même la terre dans un linceul ou un cercueil en carton biodégradable ;
- des costumes de champignons, pour revêtir le défunt faits d'un entrelacs de capsules de spores de champignons qui accélèrent la décomposition du cadavre[16] ;
- des instituts pour une mort consciente où des professionnels aident les familles à gérer la transition vers la mort, à s'occuper du corps du défunt et à créer des rituels personnels qui permettent à la famille et aux amis d'exprimer leur peine et de célébrer la vie qui vient de s'achever.

Il semble qu'il y ait un désir général de se réapproprier ce moment essentiel et sacré de passage, similaire au mouvement encourageant une naissance naturelle, à la maison.

Quelles que soient notre opinion, nos croyances personnelles ou religieuses, il est bon de les questionner et en tous les cas de les rendre conscientes en ralentissant ces deux transitions qui bordent notre vie. Concernant la mort, cela permet de se donner un temps pour vivre le deuil et, progressivement, de laisser partir le défunt là où il veut aller. Un an après, Edgar est mentalement et émotionnellement capable d'être présent, de ressentir et valider la mort d'Alma.

---

16. embed.ted.com/talks/jae_rhim_lee (en anglais)

Quelle est votre relation à la mort : déni, peur, acceptation… ?

. . . .

. . . .

Que feriez-vous s'il vous restait une semaine à vivre ?

. . . .

. . . .

Qu'est-ce qui vous empêche de vous autoriser à le faire dès maintenant ?

. . . .

. . . .

Quelles sont les personnes avec lesquelles vous n'êtes pas en paix ?

. . . .

. . . .

Que pouvez-vous faire pour y parvenir ?

. . . .

. . . .

Avez-vous laissé des instructions claires concernant la suite donnée à votre mort, votre dépouille et vos biens ?

. . . .

. . . .

Imaginez en détail votre propre enterrement.

. . . .

. . . .

CHAPITRE 13

Oser prendre des risques

« Qu'est-ce que cela va nous apporter d'aller sur la lune si nous ne sommes pas capables de traverser l'abysse qui nous sépare de nous-mêmes ? C'est le plus important voyage de découverte, et sans lui, tout le reste est non seulement inutile mais désastreux. »

Thomas Merton

Où Edgar ose traverser ses peurs et les grandes eaux du fleuve pour libérer enfin Alma.

Décembre 1906

Nul pont ne chevauchait alors le grand fleuve Mahecantuck comme l'appelaient les Mohicans. Comme Edgar estimait que ce fleuve avait joué un rôle crucial dans sa transformation, il voulut se lancer un défi. Il désirait le traverser seul, de nuit. À cette époque de l'année, une épaisse couche de glace en recouvrait la surface. Des passeurs transportaient tout au long de la journée personnes et denrées, de chaque côté de la rive, sur de lourds traîneaux tirés par des chevaux. La rivière était solidement gelée pendant plusieurs mois, de décembre jusqu'à mars ou avril en général, surtout sa portion nord où notre château se situait. La rivière avait de forts courants. Elle était soumise au rythme des marées, mêlées d'eau douce et d'eau salée. Il n'était pas toujours facile d'anticiper les endroits où la glace pouvait être moins solide, et de nombreux accidents se produisaient, certains fatals malheureusement. Pourtant, la détermination d'Edgar était inébranlable, car il sentait que Mahecantuck une nouvelle fois l'appelait.

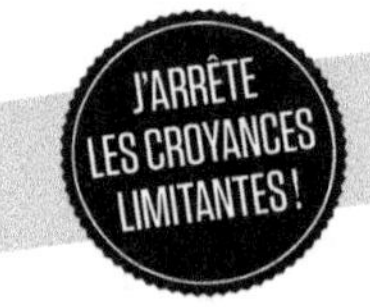

Depuis quelques temps, Edgar se sentait un peu prisonnier du château. Il était touché et reconnaissant de la gentille attention des personnes avec qui il vivait et qu'il considérait comme des amis, bien plus que des domestiques. Malgré tout, il sentait qu'il avait besoin de se retrouver seul, dans la roseraie ou sur le belvédère, sans ressentir la présence constante et parfois trop dévouée de ceux-ci. Nestor n'était jamais bien loin, prêt à le servir : c'était sa fonction et il l'accomplissait à merveille. Un peu trop !

Edgar décida donc de profiter de l'approche de Noël pour faire une escapade en solitaire, de nuit, pour traverser à pied cette rivière qui l'avait porté pendant ses mois de dérive sur son petit lit dans sa mansarde. Il voulait tester son courage et surtout approfondir sa relation avec ce fleuve. Il encouragea Nestor à prendre ses congés de Noël à Manhattan pour passer les fêtes chez sa nièce. Il fit de même avec Anna et les autres domestiques qui n'habitaient pas très loin, dans le village, et pouvaient rapidement revenir au château en cas de besoin. Il était ravi de se retrouver seul. Il réalisa que, pour la première fois de sa vie, il faisait l'expérience de la solitude ! Que ce soit dans son enfance, en pension, ou même à l'université, il avait toujours été dans des dortoirs, jamais vraiment seul. Ce fut décidé, il allait attendre la tombée de la nuit et s'aventurer sur le fleuve gelé et pourquoi pas y observer directement le ciel. Le mois de décembre était aussi celui où se produisait une des plus importantes pluies de météores, dans la constellation des Gémeaux. Comme c'était la nouvelle lune, la nuit noire serait parfaite pour observer tous ces objets célestes. La chance était encore une fois au rendez-vous.

Il se fit un bon café et vers minuit se mit en route. Le château était sombre et silencieux. Il n'y avait personne ; seule la chienne Mahkah dormait dans l'entrée des cuisines. Il l'abandonna à son sommeil, ferma doucement la porte et emprunta l'allée qui descendait vers la rivière, passa devant le petit cimetière où reposait Alma et rejoignit les écuries. Il s'y arrêta pour prendre une couverture épaisse et fut content de trouver celle dont Alma recouvrait Pégase, une grosse couverture grise, aux motifs écossais d'un côté, imperméable de l'autre et qui allait être parfaite si besoin pour s'asseoir sur la glace. Il longea la maison du régisseur, plongée dans l'ombre elle aussi, et se dirigea vers le grand ponton où s'amarraient en été barges et bateaux. Il fixa sur les semelles de ses chaussures les crampons rudimentaires de l'époque et s'avança prudemment sur la glace. Tout était silencieux, il y voyait à peine mais le ciel était dégagé ; il n'entendait que le bruit de ses pas, le crissement du métal sur la glace et quelques appels d'harfangs des neiges, ces grands chasseurs des nuits d'hiver d'Amérique du Nord. Il se sentait profondément connecté aux montagnes lointaines dont les pics s'esquissaient dans l'ombre et dont il sentait la présence ; au vaste fleuve qui s'écoulait quelques dizaines de centimètres sous lui, au profond silence de la nuit, de la neige, de la glace. Il sentait son cœur dans sa poitrine, en alerte, tout son être tendu et concentré sur ses jambes et ses pieds ; il était prudent et hésitant. Il prenait soin de porter graduellement tout son poids sur chaque nouveau pas, attentif à tout craquement ou irrégularité de la glace. Il lui fallut plus d'une bonne demi-heure pour effectuer les deux kilomètres qui le séparaient de l'autre rive. Son pas avait pris plus d'assurance avec le temps. Lorsqu'il arriva de l'autre côté, sur la terre ferme, il se sentit soulagé et fier de s'être lancé dans cette aventure, seul sur cette vaste étendue gelée. Il sortit de sa poche un petit objet qu'il avait enroulé dans une étoffe. C'était une très belle pointe de flèche probablement taillée par un Mohican. Il avait aussi pris soin d'emporter avec lui une poignée de tabac pour faire une offrande aux

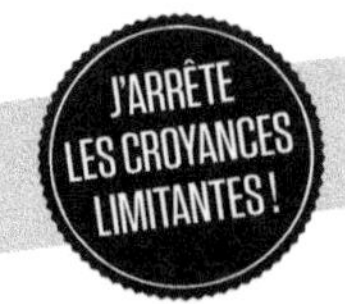

ancêtres de cette tribu indienne et à l'esprit de cette magnifique rivière qui l'avait accompagné tout au long de cette année de métamorphose. Il se recueillit, déposa toutes ces précieuses offrandes au pied d'un beau rocher bordant la rive et décida d'emprunter le chemin du retour. Arrivé au milieu de la rivière, il décida de s'allonger quelques instants sur le dos, sur la couverture, dans l'espoir de pouvoir capturer quelques météores. Au bout de quelques minutes, quel spectacle extraordinaire se présenta à lui ! Des boules de lumières dévalaient dans l'espace avec une incroyable vélocité pour disparaître presque immédiatement, comme désintégrées. Il guettait ces sphères incandescentes et s'amusait à les voir déferler les unes après les autres, à une vitesse vertigineuse. Edgar était transporté et émerveillé. Est-ce qu'il s'assoupit ? Était-il en train de rêver ? Il se vit et se sentit soudain avec Alma chevauchant Pégase. Ce n'était plus le cheval d'Alma mais celui de la constellation. Il sentait ses bras entourer sa taille, leur bonheur d'être libres, de parcourir le ciel, accompagnés de ce déferlement d'objets lumineux, liés pour l'éternité. Soudain, il la sentit s'échapper et s'envoler à son tour à une vitesse incroyable, tel un éclair, et disparaître dans l'infini.

Avait-il rêvé ou était-il passé dans une autre réalité durant quelques instants ? Il finit par sortir de sa rêverie. Il savait désormais au plus profond de son être ou plutôt de son plexus solaire que son lien terrestre avec Alma venait de se libérer. Il l'avait délivrée, et elle était maintenant libre de vivre sa destinée dans d'autres dimensions. De son côté, Edgar sentit qu'il devait commencer à vivre la sienne. Il comprenait que là encore le ciel et la rivière le conduisaient vers la prochaine étape de sa vie. L'aidant à découvrir qui il était vraiment et quel était son destin.

Il se releva un peu étourdi par cette expérience fulgurante, plia la couverture de Pégase et se remit en route vers le

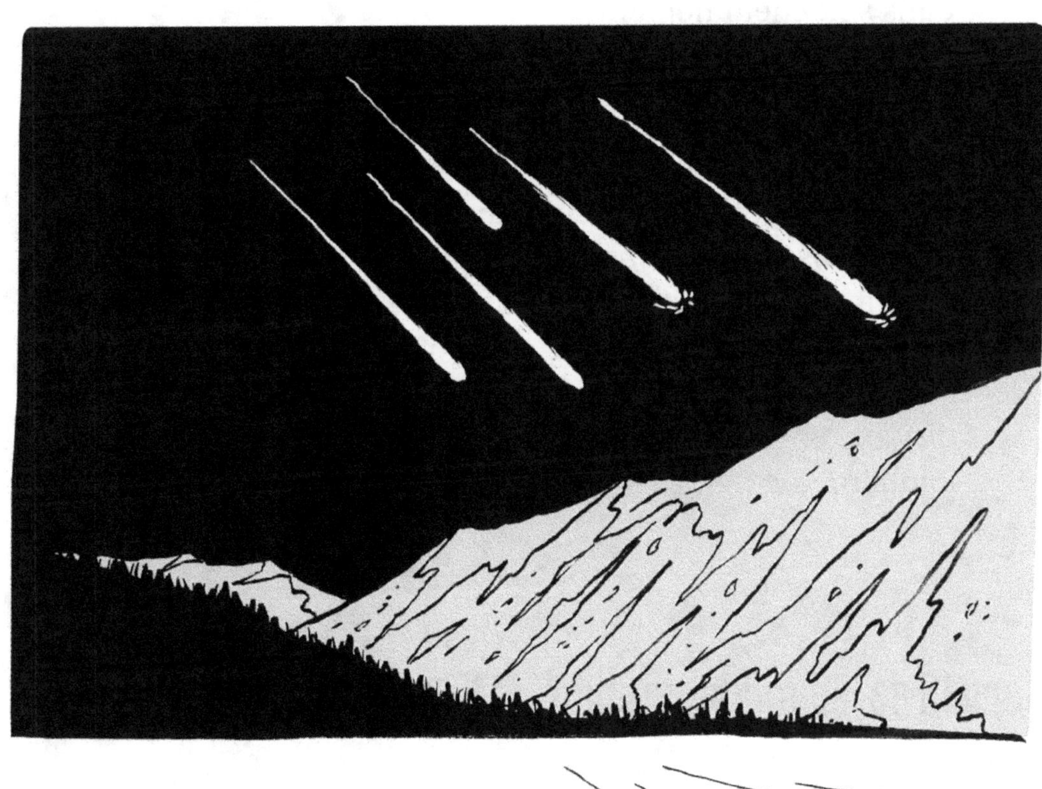

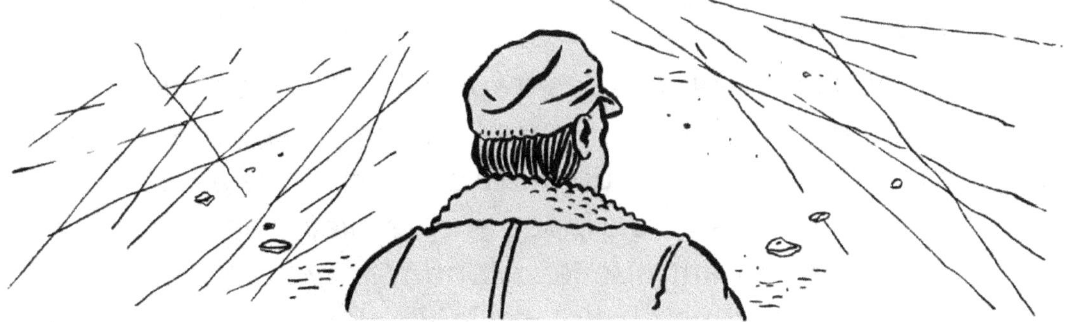

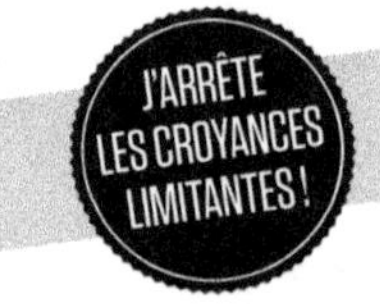

château, guidé par les quelques lueurs au lointain. Lors de cette nuit qu'il n'oublierait jamais, au milieu de cette pluie de météores, de la voie lactée, de cette chevauchée extraordinaire sur Pégase avec Alma, il savait une fois de plus que Mahecantuck l'accompagnait magiquement dans son cheminement.

Arrivé sur la berge du domaine, il s'assit sur le ponton, ôta ses crampons puis remonta l'allée vers le château, repassa devant la tombe d'Alma qu'il sentait maintenant libérée et qui l'avait ainsi lui aussi affranchi. Il lui restait désormais à vivre *sa vie* et non plus celle des autres. N'était-ce pas exactement le message d'Einar ? Il ressentit dans son cœur, au milieu de sa poitrine, une immense vague de gratitude et de reconnaissance infinie qu'il dirigea en pensée vers ce frère viking venu du très lointain.

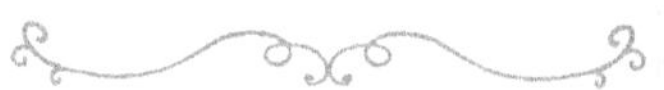

Étape 13 de libération : prendre des risques

Lâcher notre contrôle

Ne sommes-nous pas comme des trapézistes ? Il nous faut lâcher le premier trapèze pour nous élancer dans le vide, peut-être risquer la mort, et avoir la foi qu'un autre se présentera à nous. Mais les humains aiment rester agrippés au premier trapèze, en s'en plaignant et en protestant que le second n'arrive pas assez vite ! Lâchez, abandonnez-vous au flot de la vie, lancez-vous, n'offrez pas de résistance. Activez cette foi dans la vie et ouvrez-vous au risque, car c'est seulement dans cet espace de confiance que vous pourrez vraiment prétendre à la vie et accueillir la nouveauté. Sinon vous restez bloqués, sans effectuer le saut nécessaire, tétanisés par la peur.

La vie est un risque, et c'est bien ainsi. Elle n'existe que parce qu'il y a la mort. Imaginez une vie sans mort, une vie éternelle ! Nous savourons celle-ci parce qu'elle est fragile, courte et précieuse et que l'on ne sait jamais quand elle s'interrompra. Rien, ni personne ne peut contrôler ce mystère, bien que ce soit une des obsessions de notre société actuelle. Les mystères ne sont pas là pour être résolus mais pour être vécus !

Il faut foi et confiance en soi et dans la vie. *Tout est changement, évolution*, et il faut avoir le courage de se libérer de tout ce qui est obsolète et ne nous correspond plus.

Il semble si difficile de laisser les objets et les êtres traverser nos vies mais aussi de les laisser être qui ils veulent, de les laisser faire leurs expériences, les aimer d'un amour inconditionnel. Il n'est pas facile d'accepter que nos enfants ne soient pas ce que nous aurions désiré, qu'ils meurent hélas parfois avant nous, qu'ils prennent des décisions que nous n'approuvons pas ou s'obstinent à commettre ce que nous savions à l'avance être des erreurs, mais qui étaient les expériences qu'ils avaient besoin de traverser. Comment ne pas juger nos proches et les accepter tels qu'ils sont, les accompagner du mieux que nous puissions ?

Il est souvent difficile de rester en retrait, en simple observateur, sans offrir conseils et avis. Comment gérer notre attachement aux lieux, à la maison de famille, au mobilier dont on hérite, aux objets précieux, aux responsabilités qui ne sont pas les nôtres mais dont on nous charge : comment refuser sans faire de peine ? Nous ne sommes pas responsables des réactions d'autrui. Nous sommes chargés de vivre notre vie, pas de faire plaisir aux autres, ni de nous sacrifier.

Que faire de notre attachement, et de notre fidélité envers ceux qui sont morts, qui ont eu comme Alma une trajectoire de vie différente et fulgurante ? Qui dit qu'il faille vivre longtemps pour avoir une vie accomplie ? Vous êtes-vous déjà posé cette question ?

Se laisser traverser

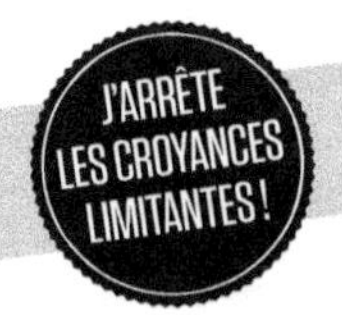

Les lieux comme les gens, comme les objets, ont leur propre destinée qui traverse nos vies mais dont nous ne sommes ni responsables ni maîtres. Laissons-nous traverser, aimons-les sans les emprisonner, les attacher, en les laissant poursuivre leur destin, leur trajectoire infinie.

Vous pouvez peut-être observer que, lorsque vous vivez dans cet état d'humilité et d'acceptation radicale, la perte de quelque chose n'est pas si dramatique, car elle est souvent le signe annonciateur d'un changement ou d'un renouveau. Quand on cherche une maison, et que l'on est désespéré d'avoir raté une bonne affaire ou plutôt ce que l'on croyait être la bonne, il s'en présente toujours une autre beaucoup mieux un peu plus tard. C'est pareil pour les opportunités d'emploi ou même les relations amoureuses.

Alors, ne nous agrippez pas à votre premier trapèze, car si vous ne le lâchez pas, ou bien il vous sera enlevé un jour brutalement, malgré vous, ou vous resterez ensuqué et stagnant, figé dans *la peur, l'obligation et la culpabilité*, ce grand trio mortifère de nos élans, de nos désirs et du changement.

Lâchez-vous ! Et plus vous vous lâchez, plus vous observerez qu'une présence invisible vous accompagne et vous porte vers votre destin. En réalité, on ne tombe jamais vraiment, même la mort n'est peut-être pas une chute. C'est ce qu'Edgar avait compris cette nuit-là, que le Pégase terrestre d'Alma ne suffisait plus, et qu'elle avait besoin d'enfourcher son Pégase céleste vers une autre vie, peut-être pour explorer d'autres planètes et galaxies !

Laissez-vous inspirer par Matthew Vassar

C'est un exercice un peu différent que je vous propose ici en vous présentant Matthew Vassar (1792-1868). Arrivé d'Angleterre avec sa famille d'origine française huguenote à l'âge de 4 ans, lui aussi s'émancipe en traversant la rivière Hudson (Mahecantuck) à l'âge de 14 ans pour ne pas aller en apprentissage chez un tanneur, ce que son père lui impose. Ce dernier commence à cultiver le houblon dans sa ferme sur les bords de l'Hudson et établit une brasserie très prospère avec son fils aîné. Pendant ce temps Matthew travaille chez des commerçants de l'autre côté de la rivière jusqu'à ses 18 ans. Il rejoint ensuite l'entreprise familiale, jusqu'au moment où une explosion détruit la brasserie, tuant son frère aîné. Matthew remonte l'affaire qu'il dirige la journée mais crée aussi un restaurant et un bar à huîtres, où il s'affaire le soir. Sa brasserie devient la plus grande des États-Unis. C'est là qu'il accueillera le marquis de Lafayette lors de sa visite à Poughkeep-sie en 1824. Matthew crée également une banque, une compa-gnie de chasse à la baleine[17] et une flotte de bateaux à voile pour transporter les 60 000 tonneaux de bière qu'il produit tous les ans. Il développe l'agriculture locale du houblon et fonde avec des membres de sa famille l'hôpital des frères Vassar à Poughkeepsie, encore aujourd'hui un des plus réputés de la région. En 1861, il fonde une des premières universités féminines des États-Unis qui restera jusqu'en 1969 réservée aux femmes (celle où dans notre histoire Charlotte étudie !). On y enseigne la littérature, l'art, les sciences, les mathématiques et l'astronomie. Vassar College est de nos jours une des plus importantes universités de la région, avec un campus de 400 hectares, un musée abritant une impor-tante collection d'art et une réserve naturelle. Bon, humain, intelli-gent, ouvert, Matthew Vassar va aider des membres du chemin de fer clandestin à acheter la liberté de certains esclaves[18]. Matthew Vassar mourra comme il a vécu, dans l'action, lors de son discours d'adieu au comité directeur de son université, en 1868. Il avait 76 ans.

---

17. Importante pour obtenir l'huile de baleine très utilisée dans les lampes pour l'éclairage domestique
18. Voir les chapitres XVII et XVIII.

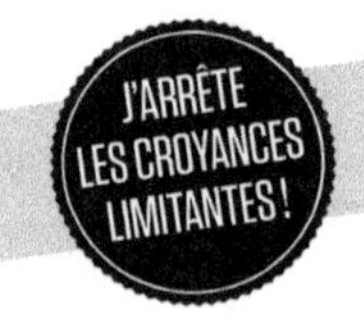

Et maintenant posez-vous ces quelques questions :

Avez-vous déjà un jour lâché votre « premier trapèze » dans votre vie, c'est à dire lâché une situation confortable pour embrasser l'inconnu ?

. . . .

. . . .

Avez-vous, vous aussi, traversé une « rivière », franchi seul une étape difficile ? Quand et comment ? Que s'en est-il suivi ? Une expansion ? Un échec ?

. . . .

. . . .

Êtes-vous actuellement dans une situation où vous vous sentez obligé de rester dans une situation toxique ?

. . . .

. . . .

Venez-vous d'une famille où vos ancêtres ont pris des risques, ont été aventuriers, ont réussi, ont échoué ?

. . . .

. . . .

Quel est votre challenge actuel, le risque que vous aimeriez prendre aujourd'hui ?

. . . .

. . . .

Par quoi êtes-vous freiné ?

. . . .

. . . .

CHAPITRE 14
Accepter d'être vrai et vulnérable

« La faculté qu'a l'homme de se creuser un trou, de sécréter une coquille, de dresser autour de soi une fragile barrière de défense, même dans des circonstances apparemment désespérées, est un phénomène stupéfiant qui demanderait à être étudié de près. »

Primo Levi, *Si c'est un homme*

Où les défenses d'Edgar s'écroulent comme le mur d'enceinte de son domaine.

Janvier 1907

L'hiver 1906-1907 avait été comme les deux précédents particulièrement rigoureux. Dès Thanksgiving, traditionnellement célébré le dernier jeudi de novembre, les tempêtes de neige s'étaient intensifiées en fréquence et en durée. Les allées du château et les routes principales du domaine qui permettaient l'approvisionnement devaient être régulièrement déneigées pour que les voitures à cheval et les autres véhicules puissent circuler. Le thermomètre était descendu très bas, -30 degrés la nuit du 18 janvier. On vint prévenir le lendemain matin Edgar que son mur d'enceinte s'était effondré sur la route principale qui bordait le domaine.

Ce mur avait été formé par l'empilement précis de pierres plates provenant des carrières de pierres « bleues » des comtés d'Ulster et de Dutchess. Elles avaient été choisies une à une pour s'ajuster parfaitement, sans utiliser ni mortier ni ciment. Cet art existant encore aujourd'hui, était transmis de maîtres à apprentis. Il faut dire que

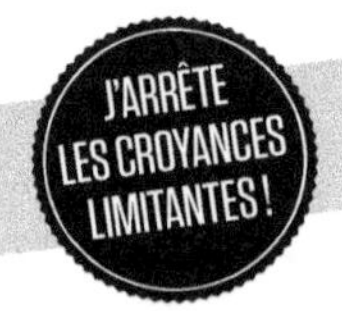

cette partie de l'état de New York regorgeait de carrières de pierres « bleues ». Elles étaient faciles à extraire car elles se stratifiaient et donc se divisaient naturellement en plaques de quelques centimètres d'épaisseur. C'est sans doute la raison pour laquelle elles furent particulièrement utilisées au XIXe siècle pour le revêtement de la plupart des trottoirs de la ville de New York et ce jusqu'à ce jour. Si vous visitez cette ville, vous pourrez encore les observer dans les vieux quartiers de Manhattan ou de Brooklyn. Après avoir été extraites dans des carrières proches du château d'Edgar, ces pierres bleues étaient transportées sur de grandes barges sur l'Hudson, jusqu'à leur destination finale, le port de New York à Manhattan.

Elles étaient très utilisées à l'époque pour revêtir les sols de maisons particulières, des allées et aussi construire ces fameux murs secs qui s'écroulaient parfois, à cause de l'inévitable mouvement des sols, de l'impact du froid et des intempéries. Une grande partie du mur d'enceinte du domaine d'Edgar s'était donc effondrée comme un château de cartes, sur une des routes principales du Comté, que l'on appelait le chemin postal, car les voitures de l'époque l'empruntaient pour acheminer courrier et colis aux habitants des environs. Il était donc hors de question que les voitures restent trop longtemps bloquées par les éboulis.

Edgar n'était pas particulièrement ravi de cette nouvelle. Remonter les murs de pierres sèches allait être un chantier long, en plus d'être laborieux et coûteux. Pourtant, une autre part de lui pensait que le hasard faisait une fois de plus bien les choses. En effet, s'il avait eu à choisir, il n'aurait jamais souhaité cacher son domaine derrière tous ces murs. Les propriétaires précédents avaient même édifié une imposante grille en fer, voulant ainsi imiter les vieux châteaux d'Europe. Edgar fit venir le régisseur et lui fit part de sa décision de ne pas remonter le mur mais de déblayer les éboulis et d'empiler ces belles pierres bleues à l'abri dans une grange. Il attendrait le printemps pour leur trouver une future utilisation.

Il pensait planter au printemps en lieu et place du mur, de grands arbres qui assureraient aux voyageurs, empruntant cette route l'été une ombre nécessaire. Dans le même temps, ceux-ci permettraient le passage des animaux et surtout ne bloqueraient ni la perspective ni la vue magnifique sur le château et la chaîne de montagne qui se dessinait derrière. S'il n'avait désormais plus le pouvoir d'ôter les rails qui enfermaient les deux rives du fleuve, il avait le pouvoir de décision sur son domaine. Il préférait se libérer de ce besoin de délimitation, d'ouvrir l'enclave privée qui l'enfermait dans des privilèges n'ayant, pour lui, plus lieu d'être. Il voulait ouvrir son espace intérieur vers l'extérieur. Cet évènement n'était en réalité que le reflet de la transformation qu'il était en train d'opérer en lui, dans tout ***son être***.

Étape 14 de libération : transformer notre tendance à nous protéger

Nous passons nos vies à construire des barricades intérieures

L'instinct de survie, de protéger sa vie, est un des plus puissants chez l'animal et chez l'homme. Pour la plupart d'entre nous, il ne s'agit plus tant aujourd'hui d'assurer notre survie physique que notre survie psychologique, ce qui consiste à protéger notre personne, qui nous pensons être, le concept de Soi, qui nous sommes, notre valeur et notre intégrité.

Nous avons passé une bonne partie de notre vie, surtout dans notre enfance, à construire qui nous sommes, notre identité, étayée par toutes les croyances environnantes qui sont comme les

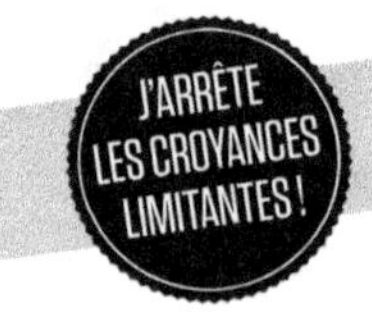

arcs boutants qui soutiennent les murs de ce que nous croyons, pensons être. Et c'est cela que nous allons passer du temps à renforcer.

Face à une agression extérieure, nous allons nous défendre en nous fermant, nous repliant sur nous-même, à l'abri derrière ces murs épais, des influences qui pourraient nous faire nous remettre en question ou venir ébranler nos certitudes. À la menace d'une quelconque intrusion, immédiatement, nous renforçons qui nous pensons être, repoussons ces pensées qui dérangent et barricadons notre cœur derrière un bouclier, afin de ne pas être trop réceptif ou sensible aux attaques. Nous allons nous endurcir. Parfois, il n'y a pas vraiment d'ennemi extérieur, mais tout simplement cette peur subjective que notre être est menacé. Nous nous sentons en insécurité, mal à l'aise. Nous commençons à vivre en retrait de la vie, pour éviter toute interaction potentiellement douloureuse. Dans l'existence, nous n'avons que deux options : l'expansion, dans le mouvement de la vie, curieux, ouverts, relaxés ; ou la survie, repliés sur nous pour nous protéger, minimisant notre dépense d'énergie. Alors, nous entrons dans la stagnation et une sorte de fixité générale : le mouvement, la joie, la spontanéité, l'enthousiasme, les émotions disparaissent. Se laisser traverser est bien trop dangereux, cela voudrait dire que nous sommes fluides et mobiles. Nous passons au contraire notre temps et notre énergie à tenter de tout contrôler afin d'éviter souffrances et surprises. Tout devient une menace à notre sécurité.

Mais le fait est là : où que nous soyons, il y aura toujours des choses ou des gens qui vont venir tester nos limites. Est-ce que vous voulez leur consacrer toute votre attention et votre énergie, au travers de votre réaction de peur, de ressentiment, de colère ? Passer votre vie à protéger votre sensibilité personnelle d'une possible blessure ? Vous vous souvenez que la définition de la vie, c'est justement de vivre toutes ces expériences, nous laisser toucher justement le plus possible.

Oser être vrai

Une petite équation très simple : plus nos critiques intérieurs sont puissants, plus nous sommes fragiles à l'intérieur. Les parents et les sociétés qui contrôlent les êtres les empêchent de faire l'expérience de découvrir qui ils sont vraiment, de se connaître, de forger leur personnalité. C'est bien parce qu'un dictateur ne fait pas confiance à ses sujets qu'il les maintient dans la peur de représailles.

Retirer peu à peu nos protections, nos couches de civilité, de politesse, ce qui nous dissimule est un exercice très difficile qui peut prendre du temps. Edgar commence à transformer qui il est profondément, et il ressent le besoin de changer son espace vital en laissant pénétrer l'extérieur chez lui.

Les changements se font toujours d'abord à l'intérieur avant d'être extériorisés. C'est le mouvement contraire lorsqu'on vit emprisonné dans nos croyances limitantes. On trouve toujours une raison extérieure à nos actions et on s'oublie.

Comment pouvons-nous baisser la garde, nos barrières, nos peurs d'envahissement ou de débordement ? Comment nous ouvrir peu à peu à ce qui est nouveau ?

Commencez par vous exercer avec l'exercice ci-dessous sur de petites choses sans trop d'importance, insignifiantes : quelqu'un qui vous passe devant à la caisse du supermarché. Vous décidez de ne pas y accorder trop d'importance. Vous gardez votre calme. Vous appliquez cette technique de lâcher-prise et de recentrage sur des sujets de plus en plus importants. Vos enfants n'obéissent pas le soir, avant de se coucher, vous décidez de ne pas vous mettre en colère : relâchez vos épaules, respirez profondément, lâchez la tension autour de votre cœur, relaxez votre ventre. Recentrez-vous et proposez-leur de leur lire une nouvelle histoire. Vous choisissez de ne pas vous engouffrer vers l'inévitable conflit finissant généralement par des cris et des pleurs. Questionnez vos réactions automatiques et habituelles. Appuyez sur le « bouton

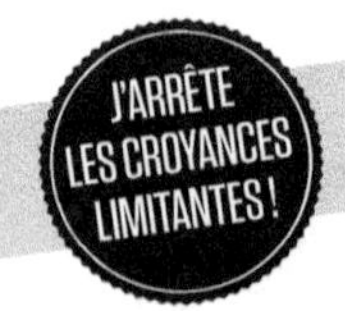

pause », respirez et observez en vous cette part réactive qui vous protège depuis si longtemps. Demandez-lui de se relaxer.

Utilisez la vie pour vous libérer de vos réactions automatiques de protection : attaques, fuite ou rigidité, ressassement sans fin au niveau mental de l'épisode. Servez-vous de tous ces petits évènements comme des cadeaux qui vous donnent l'opportunité de vous libérer. Vous en faites un jeu. Bien sûr, votre mental va insister et vous faire peur, mais vous ne l'écoutez pas car il aime se nourrir de mélodrames. L'important est que votre conscience apprenne à éviter tous les pièges dans lequel le mental veut vous faire tomber.

Vous allez voir que tous ces remparts de protection qui vous empêchaient d'être présents à ce qui est, vont disparaître peu à peu, comme les murs du domaine d'Edgar. Vous pourrez simplement rester en contact avec la réalité, ce qui est là, devant vous présenté. Vous ne vous fermez pas. Vous restez paisible et calme, vous laissez glisser et « déferler » les émotions et pensées qui vous traversent sans vous y attacher. Je vous recommande cette technique.

Désactivez vos remparts de protection en vous centrant sur l'ici et maintenant

Lorsque vous commencez à sentir qu'une réaction vous traverse, en général une tension dans votre corps, notez-la puis laissez-la passer, sans porter trop d'attention à votre partie protectrice.

Vous allez aussi remarquer que cette tension va tout de suite activer un monologue intérieur qui va immédiatement entraîner votre mental dans une succession de scénarios catastrophes, des scènes imaginaires diverses et variées. Là encore, interrompez le flot, car tout cela est une pure invention, le fruit de votre imagination, de mèche avec votre anxiété. Rien de tout cela n'est vrai ni réel. Vous êtes seulement en train de vous empêcher d'être présent au précieux instant de vie qui vous est offert.

Vous pouvez dire tout haut ou mentalement « stop ! » dès que vous sentez que votre cœur se durcit et que votre respiration s'accélère. Vous n'êtes pas obligé de croire ni de suivre votre mental ou ce monologue intérieur.

Restez centré. Ces émotions et ces élucubrations ne sont pas vous. Elles sont simplement les produits de la pensée.

Et vous, derrière quoi vous cachez-vous pour éviter de répondre présent aux appels de la vie ?

- ❏ Une trop grande réactivité émotionnelle (explosion de colère, crises de larmes, agressivité, effondrement, bouderies).
- ❏ La fuite dans des activités (travail-hobbies-sport).
- ❏ La dissimulation derrière les devoirs familiaux.
- ❏ Le repli dans le rôle de la victime, vous sacrifier.
- ❏ Les distractions (exemples : la Toile, les réseaux sociaux, les nouvelles, les séries).
- ❏ Les somatisations : maladie, handicap, fatigue, âge, figement.
- ❏ Le manque de temps (être toujours super occupé, indisponible).
- ❏ Les addictions : alcool, drogues, sports, plaisirs, shopping, jeux vidéo, etc.
- ❏ La réclusion chez soi, l'isolement et la solitude.

CHAPITRE 15
Réinvestir son espace personnel

> *« Bien des gens finissent leur vie entourés de tonnes d'objets auxquels ils ne tiennent pas et qui ne leur sont pas utiles. Ils restent attachés au passé, aux ancêtres, aux souvenirs, mais oublient le présent et n'envisagent pas l'avenir. »*
>
> **Dominique Loreau**, *L'art de la simplicité*

Où Edgar réinvestit sa chambre et prend soin de son corps.

Mars 1907

Edgar logeait toujours dans sa petite mansarde du deuxième étage, mais plus par habitude désormais. Il était trop occupé par sa nouvelle vie, les fréquentes visites au frère Iversen, l'étude de l'astronomie, les nouvelles commandes de rosiers, les promenades quotidiennes dans son domaine, la liquidation des quelques activités qui lui restaient dans l'entreprise de son père. Mais l'hiver se terminant, Edgar eut envie de réintégrer sa grande chambre du premier étage, celle dont les grandes fenêtres donnaient sur le parc et la rivière. Il décida d'en alléger la décoration et de demander aussi à Nestor de trier ses vêtements. Maintenant qu'il n'acceptait plus les invitations dans les soirées mondaines, il n'avait donc plus besoin de smoking, ni de ces costumes trois pièces trop élaborés qu'il portait pour se rendre à son bureau de New York. Il n'avait plus besoin ni de montres à gousset en or, ni de cannes au pommeau d'argent. Il sentait le désir de simplifier ses tenues et surtout de privilégier le confort, car il était bien plus actif physiquement ces derniers temps. Il se délesta d'une bonne partie du

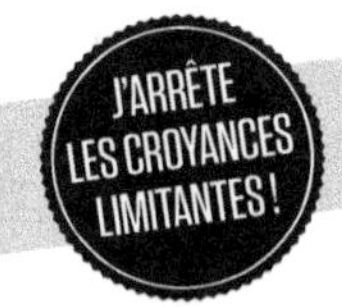

contenu de son dressing et chargea Anna de vider les placards de la chambre et de la salle de bain d'Alma. Il demanda que l'on distribue ses vêtements et accessoires aux habitants du domaine et du village qui pouvaient en avoir besoin. Il garda quelques bijoux et une écharpe qu'il affectionnait particulièrement et qui lui rappelait de chers souvenirs. Il légua à Charlotte dont il se sentait proche une boîte contenant quelques bijoux et une magnifique étole blanche en soie brodée. Il avait fini par donner Pégase au voisin qui, il le savait, saurait le monter et prendre soin de lui. C'est donc un Edgar différent qui se réinstalla dans ce magnifique espace. Il savait au fond de lui que ce n'était qu'une étape et qu'il allait bientôt donner une nouvelle direction à sa vie, mais il voulait profiter encore de ce printemps et de l'été qui suivrait dans ce magnifique lieu dont il appréciait soudain toute la beauté : la vue dégagée sur des arbres centenaires, les espèces rares plantées par un ancien propriétaire passionné d'horticulture et de dendrologie et, bien sûr, la vue sur Mahecantuck, ce large et puissant fleuve. Il aimait attendre la douce brise qui ne manquait jamais de se lever en soirée et faisait danser les rideaux lorsqu'il s'allongeait pour prendre un petit moment de repos avant le dîner. Il avait l'intuition profonde que ses jours au château étaient comptés.

Il se surprit aussi à aimer prendre de longs bains dans la grande baignoire d'Alma, donnant sur le côté est du parc. Lui qui n'avait qu'une douche dans sa salle de bain se prit à aimer flotter dans l'eau, en admirant la magnifique perspective sur le jardin, son bassin et la roseraie. Il savourait de ne rien faire – ce qui était nouveau pour lui et le fruit de ses mois de dérive dans sa mansarde. Contempler simplement tout ce qui se trouvait autour de lui, observer les mouettes et les voiliers au loin sur la rivière, écouter les bruits du château, le tonnerre grondant au loin, les puissantes trompes des bateaux et des trains qui longeaient la berge – et qui, à son grand regret, balafraient aujourd'hui le paysage. Il se relaxait et s'apaisait ; il retrouvait enfin *son corps*, après des années d'exil à tenter de faire plaisir à d'autres, à s'habiller selon les critères de la mode de l'époque et de son statut social, en ignorant et négligeant ses vrais besoins.

Il s'apercevait aussi qu'il ne se sentait plus très à l'aise dans ce château si somptueux, vaste et précieux. Avant la mort d'Alma, il assumait le rôle déterminé par la société, dans une sorte de décor de théâtre, magnifique à tout point de vue, mais qui désormais ne lui correspondait plus. Finalement, ce séjour de dix-huit mois à l'étage des domestiques dans un espace plus petit, intime et contraint, lui avait été bénéfique. Il retrouvait les chambres du premier avec un regard neuf. C'est un peu comme si c'était la première fois qu'il y vivait, il s'y sentait curieusement presque comme dans un hôtel. Et en même temps il se rendait de plus en plus compte de la justesse de son instinct et de la sagesse de son corps qui savait de mieux en mieux ce dont il avait besoin, naturellement. C'est cette sensibilité nouvelle qu'il voulait continuer à écouter et respecter. *Sa sensibilité !*

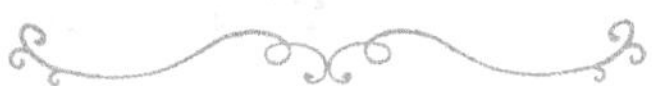

Étape 15 de libération : prêter attention à notre cadre de vie

Savons-nous nous offrir un environnement en harmonie avec nos besoins ?

Je suis heureuse de voir bon nombre de gens, de jeunes couples en particulier, privilégier leur bien-être au salaire et oser quitter Paris ou de grandes métropoles pour des villes plus petites, mais avec une bien meilleure qualité de vie : nature, silence, espaces de jeux pour les enfants, moins d'heures de trajet pour aller

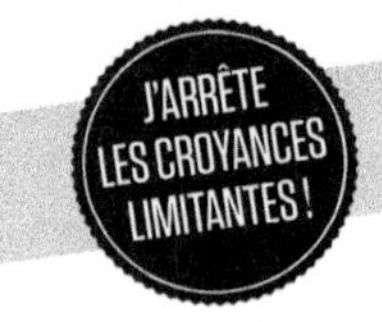

travailler ou possibilités de télétravail. Mais, il faut de nouveau lâcher un trapèze, sauter le pas, s'autoriser, prendre le temps de choisir un nouveau lieu de vie, sans parfois y connaître quiconque et se lancer dans une nouvelle aventure. Il est rare que ces gens regrettent, car soudain leur vie devient plus douce et finalement plus riche en contacts humains, le rythme de vie ralenti offrant plus d'opportunités de vraies rencontres.

S'offrir un lieu de vie dans lequel on se plaît, que l'on aime, qui nous correspond est essentiel. Il faudrait régulièrement réévaluer où nous vivons. Vous connaissez tous des personnes âgées, une fois leurs enfants et conjoints partis, qui vivent seules dans des lieux bien trop grands et inadaptés à leurs besoins, mais qui néanmoins n'ont pas la sagesse, le courage ou l'envie de faire une transition vers un logement mieux adapté. Elles s'accrochent au passé, ce qui est compréhensible mais parfois à leur détriment.

Ici aux États-Unis, lorsque des personnes âgées partent en maison de retraite ou meurent, les héritiers organisent des ventes aux enchères. Des petites affiches au bord des routes les annoncent. Alors on se retrouve chez quelqu'un d'inconnu, et toute sa vie est là, étalée, leurs objets personnels exposés (meubles, objets ménagers, vaisselle, vêtements, bibelots, tableaux, draps, etc.), mis à prix et vendus à la criée à qui en veut bien. J'ai toujours des sentiments complexes dans ces situations : d'une part, j'ai l'impression de violer un espace intime et personnel, d'être une intruse ; mais j'éprouve aussi une impression incroyable de futilité et de fragilité de toutes nos possessions. Tout semble si éphémère et ces objets sont finalement si peu importants. On passe tellement de temps à pouvoir les obtenir, à les entretenir et à les conserver. Alors, pourquoi ne pas opter pour la simplicité, la mesure et la conscience de l'impact sur l'environnement de la surconsommation ?

Honorer nos besoins physiques

En revanche, nous devons nous efforcer d'honorer nos véritables besoins physiques, différents pour chacun. Il faut consacrer du temps à entretenir, soigner, écouter, détendre notre corps. La vie moderne va de plus en plus vite, et on ne prend plus le temps de ne rien faire : moments essentiels pour que le corps et le cerveau se régénèrent. Ce sont dans ces moments à laisser courir notre imagination, notre intuition, que nous passons dans un mode créatif.

Autre point important : le sommeil. Nous ne dormons plus assez : les enfants et les adolescents ne se séparent plus de leurs portables et de leurs tablettes et sont exposés le soir au spectre de lumière bleue qui empêche l'endormissement naturel. Le manque de sommeil est un fléau chez les adolescents actuellement avec de graves conséquences sur leur cerveau et leur vie[19].

Nous avons tous des besoins de sommeil différents et des heures naturelles d'endormissement et de réveil. Respectons-les. N'imposons pas nos croyances personnelles, relatives et culturelles. Faites comme Edgar et découvrez ce qui vous convient, ce avec quoi vous êtes en harmonie, ce que vous aimez, et vivez en vous écoutant et en vous respectant.

Notre corps est le seul véhicule que nous possédons dans cette vie et c'est un outil incroyablement précieux, à la fois puissant et fragile. Alors prenons-en soin.

Savoir faire le vide

Pour pouvoir recevoir, il faut faire de la place et créer un espace vide en soi ou chez soi. La notion de vide est essentielle pour qu'un mouvement, un flot se forme, que la vie, les choses, l'argent, l'énergie circulent comme partout dans la nature. Alors il est important de vider régulièrement tous nos trop-pleins : ouvrez les placards de la maison et donnez ou jetez ce qui n'a pas été utilisé depuis au moins un an, triez les livres que vous avez lus, videz vos armoires, commodes, tiroirs, étagères, les cabanes de jardin,

---

19. www.planetesante.ch/Magazine/Sommeil-et-insomnies/Sommeil2/Le-poids-des-ecrans-sur-le-sommeil-des-ados.

les garages. Quel bonheur de déménager et de devoir le faire, de s'installer dans la fraîcheur de ce qui est nouveau !

Notre organisme a aussi besoin de vide. Dans toutes les traditions, il existe des périodes de jeûne, de purification, de nettoyage de nos organes au travers de diverses techniques. Le printemps et l'automne sont des saisons de transition, de préparation à l'éveil, à l'été, à l'extériorisation pour le premier et préparation à l'hiver, à l'hibernation, c'est-à-dire le ralentissement et le repos pour le second. N'oublions pas que même si la technologie nous permet jusqu'à maintenant, de vivre protégés des phénomènes climatiques extrêmes qui nous menacent, cela ne va peut-être pas continuer dans le contexte actuel d'épuisement des ressources et de la destruction de planète.

Apprenons à nous harmoniser avec la roue des saisons, la terre, la nature, le cosmos. Nous en faisons intégralement partie.

À vous de réinvestir votre espace personnel !

À la lecture de ce chapitre, choisissez un domaine de votre vie qui a besoin de votre attention :

- **Votre lieu de vie :** Est-ce que vous parlez depuis longtemps de déménager tout en procrastinant, trouvant des raisons de ne pas le faire. Est-ce trop grand ? Trop petit ? Désirez-vous changer radicalement de région ? Prenez la décision de commencer à regarder les annonces immobilières, faites évaluer votre bien, commencez à rêver en imaginant l'endroit où vous aimeriez vivre : appartement, maison ? Profitez d'un long week-end pour visiter des régions qui vous inspirent.
- **Une pièce chez vous :** Chambre, bureau, salon ? Si vous êtes quelqu'un qui a des difficultés à se séparer de vos possessions, invitez une amie proche qui vous aidera à décider, à donner, à jeter, à garder, à repeindre. Imaginez d'abord votre nouvel

espace, regardez des magazines de décoration pour vous inspirer.

- **Votre corps :** Stagnation d'énergie car vous ne bougez pas suffisamment, inscrivez-vous dans un cours de yoga, d'aquagym, de tai-chi, de gymnastique, de tennis. Là aussi pratiquer avec une amie permet de s'encourager les jours où l'on se sent paresseux. Faites un jeûne si votre santé le permet bien sûr. De nombreux stages de jeûne et randonnée sont organisés. Il est possible aussi de faire des cures thermales en France. Faites une retraite : de nombreux monastères reçoivent des personnes voulant se déconnecter de leur quotidien et se retrouver dans le silence, la méditation, la prière, la lecture ou simplement des marches contemplatives : www.lepelerin.com/spiritualite/coin-spi-pratique/20-lieux-de-retraite-pour-respirer

CHAPITRE 16

Devenir créatif pour épanouir son être

Où Edgar souhaite développer sa créativité et décide d'organiser une grande réception au château pour la fête nationale de l'indépendance.

Juin 1907

Le rez-de-chaussée, que je ne vous ai pas encore fait visiter, était de loin le plus bel espace du château contenant les pièces d'apparat où les propriétaires successifs avaient donné fêtes, réceptions, dîners de gala, concerts et bals, si essentiels à la vie mondaine de la fin du XIXe siècle et du début du XXe. Alma adorait recevoir. Elle vivait à la campagne presque tout au long de l'année, car elle préférait de loin le calme de sa vie rurale à la poussière et à l'agitation de la ville de New-York. En effet, la circulation y était devenue difficile avec l'essor des automobiles, auxquelles venaient s'ajouter les voitures à cheval encore très utilisées. Edgar devait s'y rendre régulièrement pour son travail, mais Alma, elle, restait au château et ils s'y retrouvaient en fin de semaine.

Revenons à notre visite. Passé le vestibule, on pénétrait dans un vaste hall d'entrée aux colonnes de marbre blanc. Un escalier majestueux desservait un premier palier bordé d'un magnifique balcon de marbre et un

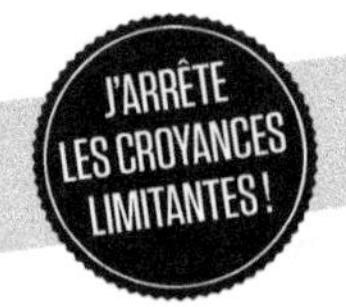

second étage. L'immense et imposant hall s'ouvrait sur des salons de style Louis XVI : le salon de musique avec un grand piano à queue, un vieux clavecin, une harpe et de grands fauteuils et banquettes dorés pour accueillir les mélomanes ; une salle de bal ornée de hauts miroirs dorés qui reflétaient la vue magnifique sur la rivière et les jardins, et d'une rangée d'imposantes portes-fenêtres « à la française », comme on les appelait ici.

Sur la droite, on pénétrait dans une longue salle à manger où trônait une immense table en acajou pouvant accueillir jusqu'à trente convives les soirs de gala, bordée de chaises assorties et éclairée d'une rangée de chandeliers rococo électriques. Edgar avait insisté, lors de la réfection des appartements, pour introduire toute la sécurité et le confort moderne de l'époque. Les bougies étaient à l'origine de tellement d'incendies. Nulle cheminée non plus, car toutes les pièces du château bénéficiaient d'un chauffage central. Seule Anna avait le privilège et la responsabilité d'entretenir un vrai feu de bois dans les deux immenses fourneaux noirs de la cuisine et elle y excellait. Tout le monde adorait se retrouver dans cette cuisine, en particulier Edgar. Cela lui rappelait son enfance ; rien de tel que la chaleur, l'odeur et le ronronnement des flammes d'un bon poêle pour se laisser envahir par la douceur. N'était-ce pas cet esprit du feu et de la convivialité qui lui avait permis d'amorcer son processus de guérison et de métamorphose dans la cabane à sucre environ un an plus tôt ?

Poursuivons notre visite du rez-de-chaussée. De l'autre côté du vaste hall se trouvaient une salle de jeu avec billard et tables de jacket, un fumoir où les hommes parlaient affaires et politique, et un plus petit salon pour les femmes. Elles s'y retrouvaient pour échanger à propos des derniers potins de la campagne ou de la ville, retrouver leurs amies chères. La plupart des invités d'Alma et Edgar étaient en fait des bourgeois de Manhattan qui avaient eux aussi des maisons de campagne dans la région.

En empruntant un petit couloir attenant, juste avant la tour, on accédait à l'immense bibliothèque, qui donnait sur la rivière. C'était une pièce qu'Edgar affectionnait tout particulièrement et qui lui tenait lieu aussi de bureau. Lorsqu'il n'était pas dans la roseraie, on pouvait toujours supposer le trouver plongé dans ses livres. La bibliothèque était dotée de grandes étagères remplies d'ouvrages, dont les échelles amovibles permettaient d'atteindre les plus inaccessibles tout en haut, et d'une grande table centrale avec mappemonde, cartes du ciel, piles de documents divers, livres à moitié lus, loupes, stylos et son petit couteau pliant blanc, son précieux couteau de Norvège que le frère Iversen lui avait offert en gage d'amitié, ce qui l'avait profondément touché. Il ne manquait jamais de le glisser dans la poche de son pantalon ou de son gilet tous les matins. Il ne s'en séparait jamais et il lui était bien utile.

Devant une des fenêtres, au sud, un fauteuil à oreilles, au velours un peu vieilli mais si confortable, avec un petit ottoman pour allonger ses jambes ; c'est là qu'Edgar se laissait aller à ses lectures, ses rêveries, son imagination et prenait même le temps de noter quelques-unes de ses pensées dans un petit carnet relié de cuir rouge. Ces temps calmes à la découverte de ses idées étaient assez nouveaux pour lui. Il redécouvrait le plaisir de la lecture car, avant la mort d'Alma, il n'avait guère le temps d'ouvrir tous ces ouvrages. Il adorait Mark Twain que lui et Alma avaient eu d'ailleurs le bonheur de rencontrer à une soirée à Olana[20], la magnifique maison de style

---

20. Magnifique maison de style oriental, situé en haut d'une colline, aujourd'hui un musée, où vécurent Frederic Edwin Church et sa famille. Un des peintres les plus célèbres de l'École de l'Hudson, également orientaliste, ami de Mark Twain.

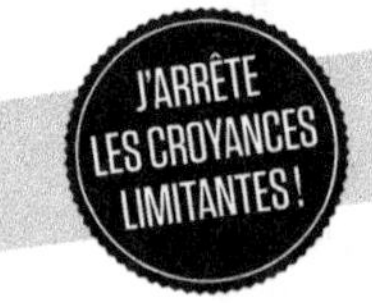

oriental de Frederic Church, un de leurs voisins, peintre célèbre appartenant à l'école de peinture de l'Hudson River. Edgar s'était plongé avec délice dans *Les Aventures de Tom Sawyer* et *Les Aventures de Huckleberry Finn*. Il disparaissait pendant des heures dans son fauteuil et lisait souvent bien après que le château et ses habitants s'étaient endormis. Il se laissait emporter par le récit et sa propre imagination. C'est l'accès à tout cela qu'il tenait à présent à offrir aux habitants du village, comme il l'avait fait pour Charlotte.

Ces redécouvertes fondèrent le devenir du château. Sans le savoir, Edgar venait d'y faire germer la graine de l'art et de la culture. Son domaine serait un endroit où les arts – musique, peinture, littérature, sculpture, danse – pourraient être exposés et enseignés ; un lieu où règneraient imagination et créativité.

Mais n'anticipons pas trop. Pour l'heure, il était urgent de rouvrir et de remettre en état tout cet étage qui avait été délaissé depuis plus de dix-huit mois. En effet, mis à part la bibliothèque, tout l'étage avait été condamné, volets fermés et meubles recouverts de housses. Comment s'autoriser la joie après la disparation d'Alma qui illuminait le château ? Mais l'escapade d'Edgar sur la rivière gelée avait changé la donne. Depuis qu'il l'avait vue s'envoler vers son destin, il sentait dans son cœur, intuitivement, que le moment était venu de permettre à la lumière et à la vie de pénétrer à nouveau le rez-de-chaussée. Il se sentit soudain profondément reconnaissant de tout ce nouveau flot de vie qui le traversait. Il devait ce sentiment à la présence bienveillante de toutes les personnes dont il était aujourd'hui si proche. Lui vint alors l'idée d'organiser une grande fête pour le 4 juillet, date anniversaire de l'Indépendance américaine[21]. Il lui fallait donc réinvestir sans plus attendre cet étage du château.

---

21. C'est l'équivalent de la fête française du 14 juillet.

Il trouva Nestor et Anna à l'office et leur partagea son intention : il voulait que la vie renaisse, sans pour autant revenir aux apparats et à la superficialité du passé qui ne lui correspondaient plus. Il n'évoqua que la fête et son souhait d'inviter amis et villageois, sans cependant leur dévoiler son autre projet plus ambitieux.

C'est ainsi que l'espace entier du domaine, des bâtiments d'habitation et des jardins fut ouvert à nouveau à l'expression de la vie, la joie, l'art, la créativité, l'imagination, ce qui constituait en somme l'esprit des hommes.

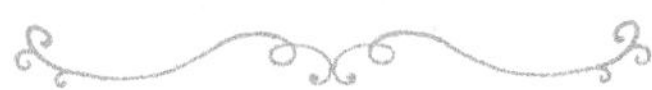

Étape 16 de libération : ouvrir notre vie à la créativité et à l'imagination

L'imagination est souvent précurseur de la réalité

L'imagination est cette capacité spécifiquement humaine à créer des images, des scénarios, une réalité virtuelle, en pensée au-delà de l'ici et maintenant. Si les croyances ont pour fonction de nous emprisonner, l'imagination est leur antidote : elle permet de nous échapper. N'a-t-elle pas permis à tant de prisonniers de survivre psychiquement, alors qu'ils étaient confinés dans des espaces sordides ou régulièrement torturés ou maltraités ? Je pense à Nelson Mandela et à des personnes qui ont vécu dans des camps de concentration. Tous mentionnent que cette capacité à s'imaginer une autre réalité et à anticiper un futur meilleur leur a donné la force de survivre.

L'imagination a été reléguée au monde de l'art, de la littérature, des loisirs, de l'inutile disons-le. Notre culture actuelle glorifie le rôle de la pensée logique et rationnelle. Einstein, sans doute l'un des plus grands génies humains, a souvent souligné l'importance

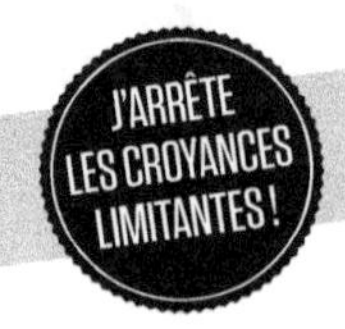

de l'imagination et de l'intuition dans sa vie et ses découvertes. Il aurait aimé être musicien, et c'était d'ailleurs un excellent violoniste. À sa mort, son ami Robert Oppenheimer, physicien lui aussi, avait dit : « Einstein était sans aucune sophistication, ni aucun sens des mondanités ; une merveilleuse pureté, semblable à celle d'un enfant, émanait toujours de lui et il était profondément obstiné. » On peut comprendre que son intuition et son obstination l'aient considérablement aidé dans ses recherches théoriques, explorant l'au-delà de la réalité newtonienne. L'imagination est sans doute l'outil le plus utile à l'humanité. Toute invention ou œuvre d'art a été conçue, rêvée, imaginée par un homme. L'imagination émerge naturellement chez l'enfant et se nourrit d'histoires qu'on lui raconte. Il s'habitue ainsi à ce que son esprit s'échappe de la réalité dans laquelle il vit. Cette fonction cérébrale permet en fait d'organiser ses pensées et ses souvenirs dans l'espace et le temps. On devrait apprendre à imaginer nos vies, à les construire, à avoir une vision, inventer de nouvelles alternatives et possibilités.

En suivant l'évolution d'Edgar tout au long de ce livre, nous avons vu toutes les aventures et les situations qui l'ont conduit à retrouver qui il était vraiment, son âme déjà présente lorsqu'il était enfant, c'est-à-dire son sens de l'émerveillement, sa curiosité et son profond amour de la vie. C'est bien ce qui l'amène dans ce chapitre à réinvestir tout l'espace du château, reflet de sa nouvelle aptitude à reconnaître ce dont il a besoin et à se l'octroyer. Il faut compter désormais avec un Edgar fort, actif, décideur, innovateur, imaginatif, créatif.

L'imagination repousse les limites

Comment avoir accès à ce qui nous est inaccessible à un instant donné ? L'intuition se lie à l'imagination pour nous permettre d'étendre nos limites, d'explorer l'inconnu, le mystérieux, de voyager dans le temps, que ce soit dans le passé ou dans le futur, bien au-delà de nos expériences présentes. Nous imaginons être quelqu'un d'autre, anticipons ce que cette personne ressent et pense. N'est-ce pas là l'origine de notre capacité à éprouver compassion et empathie, ces sentiments si profondément humains ?

Tous ces aspects – imagination, intuition, mystère, compassion, empathie, amour – ne sont-ils pas les plus riches aspects de la nature humaine, ce que nous avons pour mission de développer et d'épanouir au cours de notre vie, au-delà de notre rôle social ? Ne sont-ils pas des vecteurs qui vont nous aider à entrer en communication avec le monde sensible : la nature, les animaux, le cosmos ? Nous sommes reliés à tout ce qui nous entoure, dans le monde dans lequel nous vivons, nous pouvons entrer en communication, d'une manière invisible et insoupçonnable : la réalité qui nous entoure reflète qui nous sommes. Nous vivons dans un univers participatif et intelligent qui vibre et se transforme en résonance avec chacune de nos pensées, de nos émotions et de nos sensations.

Edgar, la veille de ce 4 juillet, est saisi par ce grand désir d'inclusion, de célébration, d'ouverture de son espace, jusqu'alors personnel, vers toute la communauté qui vit sur ou autour de son domaine. Et, comme toujours dans la vie, toute nouvelle expérience n'apporte-elle pas une nouvelle révélation ? C'est ce que nous allons voir au prochain chapitre.

Faites de la place à l'art dans votre vie

Contemplez votre vie avec un œil d'artiste, une attention à la beauté et l'harmonie.

Réfléchissez et déterminez si vous êtes plutôt visuel, auditif ou tactile/kinesthésique. Préférez-vous :

❑ les images, la photo, les films, la peinture ?

❑ la danse, le mouvement, la sculpture, la poterie, le tai-chi, marcher dans la nature ?

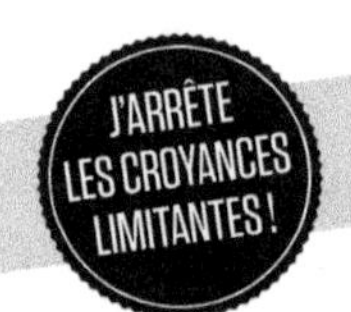

❑ la musique, aller au concert ?

❑ le théâtre, la comédie ?

❑ la littérature, les livres ? Lesquels ?

Prenez la décision comme Edgar de faire de la place à l'art dans votre vie. Je ne parle pas seulement de l'art fait par les autres, car il existe un artiste en chacun de nous. Comment pourriez-vous apporter une touche de créativité et de beauté à votre vie quotidienne ? Par exemple, dresser une belle table pour le dîner, décorer un plat, réarranger les meubles de votre salon ou de votre chambre en vous débarrassant de ce qui vous encombre, n'est pas beau ou plus à votre goût du moment ; trier votre dressing et faire un effort le matin de choisir des vêtements pour leur couleur, leur texture ; accrocher sur les murs de votre appartement des images, des photos, des tableaux qui vous inspirent.

Comme les croyances limitantes, vous n'êtes pas obligé de garder dans votre vie des reliques du passé que vous vous sentez obligé de conserver ! Faites le vide pour attirer le neuf.

CHAPITRE 17

Célébrer le renouveau et partager sa joie

> *« La plus belle chose que nous puissions éprouver,*
> *c'est le mystère des choses. »*
>
> **Albert Einstein**

Où la fête qui bat son plein au château déterre un secret enfoui depuis bien longtemps.

Juillet 1907

Quelque chose d'extraordinaire et d'inattendu flottait dans l'air ce jour-là. Le fait qu'Edgar ait retrouvé sa joie de vivre était en soi déjà miraculeux, mais qu'il décide d'organiser une grande fête dans son domaine, pour célébrer le 4 juillet, la fête nationale américaine et d'inviter tous les villageois, c'était tout simplement extraordinaire ! Au programme des festivités, il fut annoncé qu'un grand feu d'artifice serait tiré des berges mêmes du fleuve et qu'un banquet avec un immense barbecue, comme le veut la coutume, serait offert à toutes les personnes présentes. Edgar avait aussi demandé à la troupe de danse irlandaise locale de venir avec ses danseurs, violonistes et tambours.

La semaine précédant la fête avait vu le château aussi animé qu'une ruche. Nestor avait recruté de jeunes garçons des alentours pour l'aider à aménager la terrasse sud du château. Les grandes portes-fenêtres des salons s'ouvraient sur ce bel espace. Anatole avait planté pour

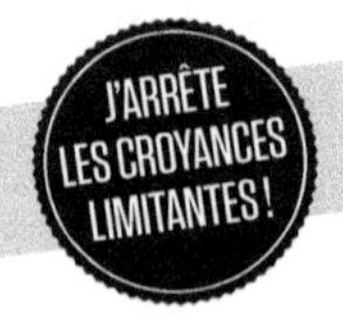

l'occasion des fleurs bleues, blanches et rouges, couleurs du drapeau américain dans les vasques. Anna avait réquisitionné sa nièce et quelques-unes de ses amies pour l'aider à préparer les viandes à griller, les pâtés, les miches de pain, et bien sûr toutes sortes de gâteaux, la pâtisserie étant, comme vous l'aviez peut-être deviné, sa spécialité. Nestor avait commandé des tonneaux de bière qui étaient arrivés par bateau depuis la brasserie Vassar située plus bas sur le fleuve. Les façades du château furent décorées de rubans aux couleurs nationales. Edgar orchestrait tout cela pour la première fois de sa vie. Des artificiers étaient arrivés le 2 juillet en camion, de la grande ville de New York et avaient déchargé de grandes caisses en bois contenant les diverses fusées qu'ils installèrent sur les berges du fleuve. On priait pour qu'il n'y ait pas d'orage le jour J.

Lorsque le 4 juillet arriva, l'excitation était à son comble. Le château s'anima dès l'aurore. Edgar qui, dans le passé, était plutôt en retrait et laissait à sa femme le soin de gérer les mondanités et l'organisation des festivités, fut un des premiers à descendre à la salle à manger. Il faut dire qu'il y avait tant à faire ! Vers 17 heures, des cortèges d'invités, villageois, amis, voisins commencèrent à arriver au château et à s'installer autour des grandes tables dressées pour l'occasion. Des odeurs de viande grillée se répandaient dans les jardins, Nestor servait de grandes pintes de bière et la fête battait son plein. Pour certains, c'était la première fois qu'ils mettaient les pieds dans un château, dans ce qui allait devenir *leur* château quelques années plus tard. Les danseurs et musiciens irlandais s'installèrent sur l'esplanade. Quelle apothéose ! Sur les rythmes enjoués de la musique irlandaise et des gros tambours qui les accompagnaient, les danseurs sautillaient allègrement sur place, leurs chaussures aux semelles de fer, proches des claquettes, résonnaient sur l'esplanade et toute l'assemblée était transportée dans l'allégresse, la joie et la légèreté. Il était bien difficile de rester en place tant la musique était entraînante ; même les plus récalcitrants tapaient du pied. Quant à Edgar, il était debout et se balançait sur ces rythmes endiablés.

Soudain, il y eut un bruit sourd, comme une explosion. Tous les danseurs et les musiciens disparurent dans un nuage de poussière. Ils avaient été comme engloutis par l'esplanade qui venait de s'effondrer. Des hurlements d'effroi s'élevèrent alors de la foule. Il était difficile de voir exactement ce qui se passait car la poussière se mêlait aux touffes d'herbes, à la terre, au gravas, aux cris. Edgar demanda à Nestor d'appeler immédiatement des secours et s'approcha du trou béant d'où s'élevaient de sourdes plaintes. Anatole courut chercher des échelles.

Dieu merci, le sol de terre battu qui les avait accueillis plus bas et l'agilité des danseurs avaient permis d'amortir leur chute. Une fois la poussière un peu retombée, Anna arriva avec quelques lanternes, et Anatole put descendre dans le gouffre mystérieux, qui n'était finalement pas si profond. Il se retrouva dans une sorte de caverne, des tunnels étroits semblaient relier des salles. Tout ceci était bien mystérieux. Edgar se souvenait bien avoir examiné les plans du château avec l'architecte lors de sa rénovation et de son extension mais, nulle part, il n'avait vu mentionné ce dédale de cavernes.

Les danseurs et musiciens furent, un par un, extraits des gravats. Anna nettoya les plaies, et le médecin examina les blessés. Une petite infirmerie fut installée sur la terrasse. À l'exception d'un violoniste qui s'était fait une luxation du genou, les blessures étaient relativement superficielles. Après avoir consulté le médecin, le maire du village qui était présent et la foule rassemblée, Edgar prit la décision de poursuivre la fête. Il fit sécuriser le trou béant et tout le monde s'installa cette fois-ci sur la pelouse pour assister au feu d'artifice. La nuit était

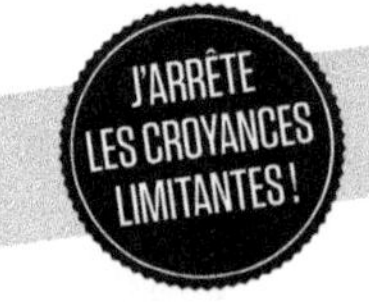
J'ARRÊTE
LES CROYANCES
LIMITANTES !

tombée et tout le monde piaffait d'une impatience mêlée de soulagement. C'était le clou de la soirée, l'évènement tant attendu de tous.

L'incident qui s'était déroulé auparavant et qui aurait pu être dramatique, avait cependant teinté l'atmosphère. Ce fut donc dans un grand recueillement et une immense gratitude que la foule accueillit les gerbes de lumière, les fusées étincelantes, avec des « ho » et des « ha », comme s'ils étaient tout simplement reconnaissants d'être en vie. Ce fut un moment mémorable et précieux pour tous, de se sentir ainsi réunis. Une sorte de rituel sacré partagé, de célébration de la vie et de la liberté.

C'est ainsi que la soirée s'acheva. Le long cortège d'invités et de villageois s'égraina ensuite le long de l'allée qui menait à la grande porte du domaine ; chacun remerciait Edgar qui, sur le perron du château, serrait chaleureusement les mains de tout le monde. Un homme âgé qu'il ne connaissait pas s'approcha de lui. Sur le ton de la confidence, il lui avoua qu'il avait entendu parler de cette cachette souterraine quelque part dans le domaine, mais c'était il y a bien longtemps. Il raconta que c'était un lieu d'accueil secret des esclaves venus du Sud des États-Unis qui cherchaient à retrouver la liberté et à rejoindre le Nord – et surtout le Canada. Edgar était interloqué. Lui aussi avait entendu parler de ces réseaux d'accueil de réfugiés. Mais là, ici, sous son propre château ! D'abord les Mohicans, puis les Vikings, et maintenant des descendants d'Africains, kidnappés dans leur pays, transportés enchaînés et réduits à l'esclavage, tous semblaient s'être donné rendez-vous chez lui !

Sous l'influence des enseignements de frère Iversen et d'Anatole, Edgar avait appris ces mois derniers à lire les signes que la vie lui présentait. Lui qui était issu d'une famille de magnats des chemins de fer aux États-Unis, se retrouvait témoin et propriétaire d'une maison d'accueil

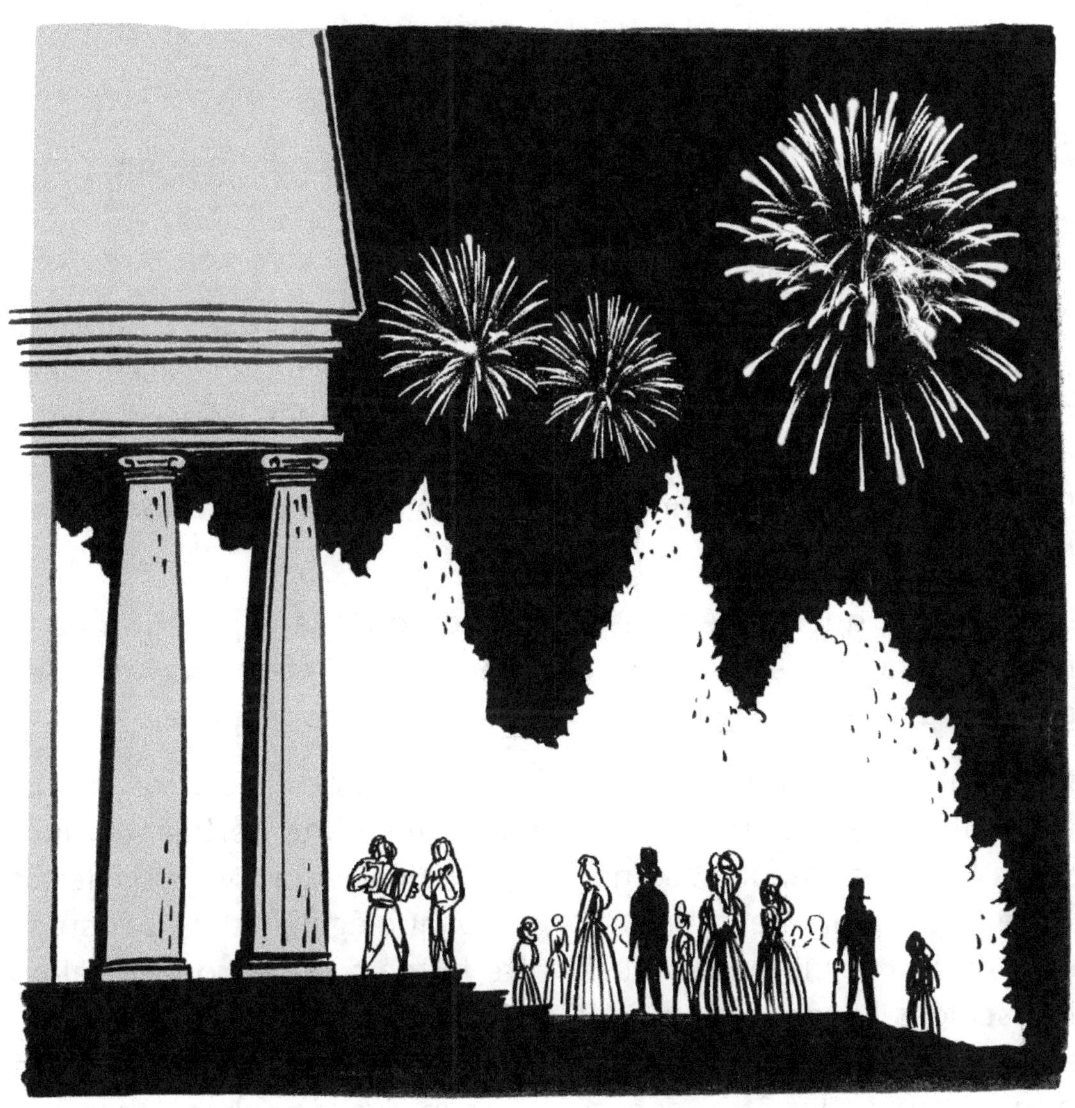

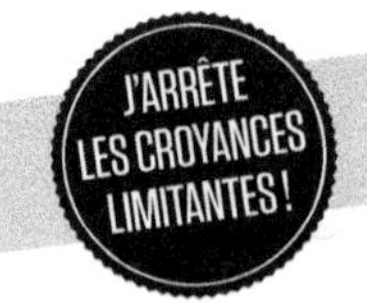

du chemin de fer clandestin[22]. Il savait bien que tout cela ne pouvait être juste le fait du hasard mais que c'était plutôt un signe. Il décida de s'appliquer à l'étude de ces faits et à l'examen des résonances qu'il devait y avoir entre ces découvertes et sa propre vie.

Étape 17 de libération : comment nous sommes tous connectés

L'émergence du « nous »

Nous arrivons à un moment dans notre récit où Edgar comprend finalement intuitivement ce phénomène et décide de rassembler toute la communauté qui l'entoure – dont sa vie dépend et qui dépend aussi de lui – pour célébrer leur lien à travers cette fête, les recevoir chez lui et supprimer la distance qui jusqu'alors l'avait isolé.

La physique quantique nous offre une nouvelle explication de la nature de la réalité, faite d'interdépendance, d'éléments intriqués qui interagissent malgré leur éloignement dans l'espace.

C'est finalement une vision holistique du monde qui s'offre à nous, bien différente de l'univers mécanique telle une horloge composée d'éléments séparés, comme le prônait Newton. Mais si elle est vraie pour l'infiniment petit, elle s'applique également au cosmos tout entier, et bien entendu à l'être humain. S'en trouvent alors bousculées la conception de la réalité de la plupart d'entre nous ainsi que la croyance profondément enracinée selon laquelle nous sommes des êtres séparés, chacun vivant pour soi, essayant d'accumuler le maximum d'argent, de biens matériels, d'espace pour vivre le plus confortablement possible en ignorant l'impact néfaste que cela peut avoir sur les autres humains, la nature et

---

22. Le chemin de fer clandestin vous sera expliqué au prochain chapitre.

la planète. Cette croyance engendre pourtant beaucoup de souffrances depuis la nuit des temps et particulièrement aujourd'hui. C'est sur elle que s'appuient l'instinct de compétition, les guerres, la surproduction, la surconsommation et l'état déplorable de notre planète.

Nous voyons émerger des collectifs de tous ordres, une tentative de nous repenser à partir d'une vision commune et non plus personnelle et égoïste. Pour continuer à désirer (le désir est une de nos caractéristiques humaines), la solution serait de placer ce désir non dans le matériel qui ne pourra jamais nous satisfaire totalement, mais dans la quête de soi, de l'infini, de l'amour, du sens de la vie même, de cette création dont nous faisons partie.

S'émerveiller

Nous souffrons tous tellement de nous sentir séparés : des uns des autres, de la nature, d'autres religions, d'autres pays, du cosmos.

C'est après l'effondrement de l'esplanade et la peur qu'elle a engendré que les invités peuvent se retrouver et communier ensemble plus profondément, en appréciant la présence de tous, s'émerveillant ensemble devant les lumières du feu d'artifice. La vraie richesse se mesure à cette capacité de s'émerveiller des instants fugaces de beauté et de bonheur partagés, des moments de grâce, de magie qui viennent ponctuer notre quotidien. Mais pour les saisir il faut avoir retiré nos filtres, nos œillères et savoir déceler la magie là où elle se cache, comme un bon photographe qui peut saisir une seule seconde de beauté dans son objectif. Comment est-ce possible lorsqu'on vit si vite, sans être présent ou en repoussant tout par nos jugements et nos *a priori* ?

Il est curieux que certains parlent « d'effondrement de la planète ». Faudra-t-il en arriver là pour nous réveiller nous, humains, et réaliser que nous pouvons tous ensemble changer les croyances qui érigent des murs entre nous, nous empêchant une coopération et une compréhension de nos différences mais aussi de tout ce que nous partageons en commun.

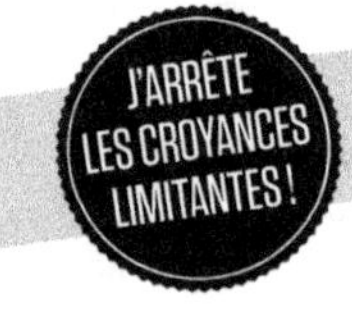

Notre tâche est de ré-enchanter le monde par la manière de l'observer et de le percevoir. Les choses sont transformées par notre façon de les regarder. C'est peut-être le défi que nous lance la crise climatique qui commence à peser sérieusement sur le futur de notre planète et de sa population.

- Réaliser que nous dépendons tous les uns des autres. Nos existences dépendent les unes des autres.
- Ce que nous faisons aux autres, c'est aussi à nous que nous le faisons.
- Chacun de nous apporte sa contribution à la création.
- La moindre de nos actions a un effet sur le cosmos.
- Chaque personne que nous rencontrons ou chaque situation que nous vivons reflètent qui nous sommes.
- Tout dans l'univers est conscient, intelligent et a une raison d'exister.

Nous allons devoir résoudre cette crise en devenant conscients de l'esprit de la nature, avec une sorte de retour à l'animisme que les nations indigènes ont conservée et continuent d'honorer, le respect et la communication avec l'esprit animant les planètes, le sol, les plantes, les montagnes, les rochers, les arbres.

Questions à vous poser

Quelle est votre tribu, l'entrelacs de relations qui soutient votre vie actuelle ?

. . . .

. . . .

Êtes-vous connecté à l'environnement dans lequel vous vivez :
végétal, animal, humain ?

. . . .

. . . .

Connaissez-vous l'histoire de la terre où vous habitez et dont vous
dépendez ? Celle des humains qui l'ont occupée avant vous ?

. . . .

. . . .

Honorez-vous tout ce dont vous dépendez ?

. . . .

Comment ?

. . . .

. . . .

CHAPITRE 18

S'inspirer des autres, regarder autour de soi

Le courage conduit aux étoiles et la peur à la mort.

Sénèque

Où Edgar découvre que le chemin de fer clandestin passait sous sa maison.

Juillet 1907

Un peu d'histoire est sans doute nécessaire pour comprendre ce qu'est le chemin de fer clandestin. L'esclavage aux États-Unis commence peu après l'installation des premiers colons anglais en Virginie en 1619 et se termine en 1865, soit quarante ans avant notre récit. Progressivement les États du Nord du pays dans les années qui suivent la révolution américaine en 1783, abolissent l'esclavage – on les appelle les abolitionnistes. Mais le Sud des États-Unis continue à utiliser les esclaves comme serviteurs, mais surtout comme travailleurs agricoles dans les plantations de tabac puis de coton, principale culture d'exportation du pays au XIXᵉ siècle. Au total, les États-Unis ont fait venir environ 600 000 Africains, soit 5 % du total des esclaves déportés vers le continent américain (Nord et Sud) et les Caraïbes, jusqu'à l'interdiction de la traite atlantique en 1808. Avant la guerre de Sécession, le recensement américain de 1860 dénombre quatre millions d'esclaves dans le pays sur 31 millions d'habitants au total, soit 13 %

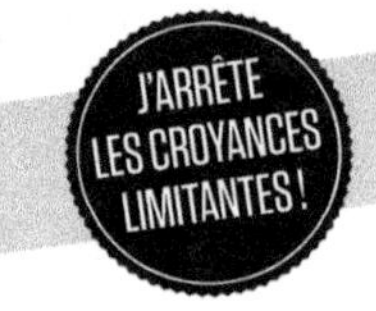

de la population. Dans les années 1820, un mouvement anti-esclavagiste, minoritaire mais extrêmement actif, s'organise dans le Nord et, avec lui, un réseau d'aide aux esclaves fugitifs, le chemin de fer clandestin. Edgar découvrait que son château était en fait une étape de ce chemin de liberté.

Le vieux villageois avait appris à Edgar que les anciens propriétaires du château cachaient des esclaves fugitifs. C'était sans doute cette cachette secrète sous l'esplanade qui s'était écroulée. Elle permettait aux esclaves qui empruntaient la route du Nord de faire une halte avant de rejoindre les états libres et surtout le Canada, seul endroit où leur liberté pouvait être vraiment garantie. Il lui raconta encore que, pour plus d'anonymat, ce réseau clandestin utilisait le vocabulaire ferroviaire : il y avait des chefs de gare, des gares (des maisons où ils pouvaient trouver refuge comme la demeure d'Edgar), des routes secrètes, indirectes et changeantes pour semer et décourager les poursuivants, des « contrôleurs » (passeurs). Les passagers, en général des hommes, mais aussi des femmes et des enfants, se déplaçaient toujours de nuit à pied, en train, en charrette, accompagnés parfois de contrôleurs ou seuls par groupe de trois maximum. Ils étaient accueillis par des sympathisants, des abolitionnistes, des communautés religieuses, des Quakers, des Indiens américains, qui prenaient des risques énormes, soit en pénétrant dans les plantations pour les aider à organiser leur évasion, soit en les accompagnant dans leur périple. Par sécurité, le réseau était secret et fractionné, et chacun ne connaissait que ses contacts directs. Seul le maillon précédent et le suivant avaient connaissance d'une arrivée ou d'un départ de fugitifs qui se déplaçaient de nuit en suivant l'étoile polaire. C'était elle qui guidait depuis la nuit des temps les humains vers le nord. On reconnaissait les maisons « gares » grâce à une bougie ou une lanterne allumée placée dans l'embrasure d'une fenêtre du rez-de-chaussée. Les fugitifs étaient souvent cachés sous terre, sous les planchers, dans des grottes construites spécialement pour eux, comme sous l'esplanade d'Edgar, dans des greniers, dans des cachettes creusées dans les berges des rivières. Le danger était grand car des chasseurs de prime et des personnes en faveur de l'esclavage traquaient et capturaient les fugitifs, les ramenaient dans les plantations du Sud où ils étaient punis, fouettés, torturés parfois même tués. Les passeurs étaient eux aussi condamnés car tout ceci était illégal.

Edgar avait écouté le récit sans mot dire. Il était profondément touché que ce domaine ait été la demeure de propriétaires si courageux ainsi qu'un refuge pour ces hommes, ces femmes et ces enfants traqués qui avaient pu y trouver un havre de paix. Tout à coup, il pensa aux tombes inconnues du petit cimetière ; il comprit que c'était sans doute un adulte et un enfant qui n'avaient pu survivre aux difficultés du voyage et auxquels on avait offert une sépulture. Il se sentit immédiatement triste et ému.

Dès le lendemain matin, Edgar décida d'explorer les ruines de l'esplanade pour voir si elles révèleraient plus d'indices sur l'utilisation de cet espace secret. Anatole et Nestor, curieux comme à l'accoutumée, se joignirent à lui après le petit déjeuner. Les échelles étaient restées en place, et ils descendirent tous les trois dans le trou béant. La poussière disparue, il était beaucoup plus facile de voir l'agencement des espaces. Il restait une vieille table, quelques chaises cassées et des plateformes en bois toutes simples. Après avoir baissé la tête, ils empruntèrent un petit corridor qui débouchait curieusement sur une porte, en direction de la cuisine du château. Edgar remarqua qu'ils devaient être au niveau

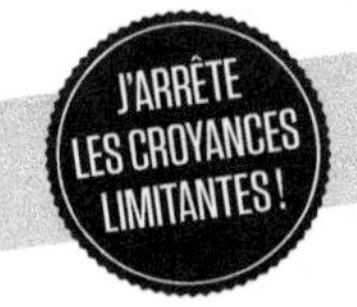

du cellier où Anna entreposait ses réserves. Ils voulurent faire une expérience.

Nestor se rendit dans le cellier. Edgar tapoterait sur la porte pendant qu'il guetterait le bruit depuis le cellier, ainsi ils trouveraient où cette porte pouvait bien déboucher. Quelle ne fut pas sa surprise d'entendre les tapotements juste derrière un buffet que l'on avait dû mettre là pour obstruer ce vieux passage que tout le monde avait fini par oublier !

Edgar y voyait un signe d'encouragement et d'inspiration vers sa propre évasion qui lui semblait imminente. Si des esclaves avaient pu avoir le courage de s'embarquer dans un voyage qui les conduirait vers la liberté et la dignité, lui, Edgar, pouvait certainement en faire autant. Cela éveilla quelque chose d'essentiel en lui. Il eut foi en lui et en la vie. Il était confiant. Tous ces différents niveaux d'existence qui se télescopaient, toutes ces énergies qui semblaient informer et soutenir sa vie, tout cela lui semblait de plus en plus réel. Plus encore, ils lui apportaient un sens profond et juste.

Étape 18 de libération : vision, inspiration, espoir, foi, confiance, déclic, courage et prise de risque

Des étapes de préparation...

Nous arrivons à ce point précis où le changement s'effectue. Comme pour Edgar, il faut souvent traverser des étapes de préparation : faire le deuil d'un possible, se réapproprier qui nous sommes en nous reconnectant avec notre corps, libérer notre capacité à exprimer et à vivre nos émotions, ces grands moteurs d'énergie. Il nous faut observer avec des yeux neufs, sans nos filtres habituels, pour enfin apprécier la richesse de la vie qui nous entoure, reconnaître nos alliés, ceux qui vont nous accompagner sur notre nouveau chemin et/ou nous inspirer. Il est essentiel pour nous de trouver notre force, la confiance et la foi en nous, en notre faculté d'orienter notre destinée, d'être les « aiguilleurs » de notre chemin de vie.

Aux étapes pour passer à l'action

Puis, nous avons à acter nos décisions : lâcher le trapèze, sauter dans le vide, risquer de perdre notre vie, notre sécurité, nos acquis, l'amour de certaines personnes. Il y aura un déclic qui va nous propulser dans un ailleurs inconnu. Quant à la vision de ce futur, certaines personnes la possèdent très clairement avant de lâcher le trapèze, mais parfois elle se dessine plus tard, dans cet espace de vacuité. Parfois, alors que l'on en attrape un nouveau, tout un pan de notre nouvelle vie s'ouvre à nous, et nous le découvrons au fur et à mesure, d'aventures en rencontres. Ces trois scénarios sont possibles. La vie d'Edgar est somme toute confortable, et les risques qu'il prend minimes, me direz-vous. C'est vrai, mais en même temps, quand on se met à sa place et que l'on considère les choses de son point de vue, sa métamorphose est immense.

Essayons d'isoler les aspects incontournables que l'on retrouve souvent dans les récits d'évasion mais aussi de transformation.

• 1. Vision, inspiration

Comme nous l'avons vu au chapitre 16, il est essentiel d'avoir une intuition, une petite idée, d'avoir passé du temps à imaginer ce que nous voudrions réaliser ou vivre dans le futur. Plus cette vision est claire, plus elle aura de chance de se réaliser. Et parfois, il faut nourrir cette vision en lisant des livres qui s'y rapportent, des romans qui évoquent des émotions ou des sentiments qui vont nous inspirer, en regardant des films, écoutant des musiques, visitant des lieux qui viennent faire écho à ce que nous désirons vivre. Cette étape est importante car elle crée dans un espace imaginaire la texture même de notre réalisation. Cette étape nous

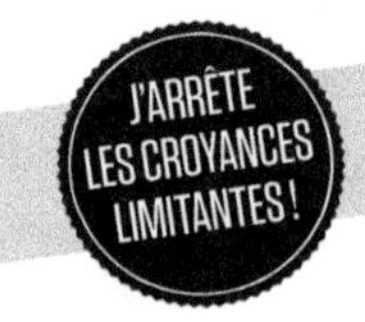

aide à rassembler les morceaux épars qui nous inspirent et à les rassembler en un endroit précis.

Créez un tableau de vision centré sur votre projet

Achetez un petit tableau ou prenez une feuille de papier sur lesquels vous allez rassembler tous les éléments en relation avec ce projet précis, qui vous inspirent : photos, articles de journaux, objets trouvés, tickets de spectacle, Post-it, afin de pouvoir commencer à « coaguler l'énergie » de cette nouvelle création, qu'elle puisse commencer à exister. *Par exemple pour ce livre, toutes les idées qui me sont venues ont été écrites sur de grandes feuilles de papier sur les murs de mon bureau, et j'ai continué à accumuler tout ce qui me venait spontanément et m'inspirait durant la phase préliminaire du manuscrit.*

Accrochez votre tableau sur un des murs de votre chambre ou bureau.

• 2. Espoir, foi, confiance

L'espoir est une notion ambiguë car, lorsqu'on dit « j'espère ! », c'est un peu comme si nous reléguions notre pouvoir à une sorte de destin, une entité extérieure à nous qui va nous octroyer la possibilité, la permission d'avoir ce que nous désirons obtenir. Alors, je préfère lui substituer la notion de foi, c'est-à-dire la profonde conviction et la confiance totale que nous allons y arriver, ce qui vient effacer tous nos doutes. C'est en sentant la présence du filet solide que tissent notre foi et notre confiance en nous, en notre projet, en notre futur, en notre existence, dans les autres, dans le monde, dans la force de l'univers, que nous pouvons enfin nous élancer dans l'inconnu. Lâchez votre vieux trapèze et sautez dans le vide.

Je ne veux pas parler ici de la foi religieuse, bien qu'elle puisse bien sûr en faire partie, mais de cette certitude que la vie a un sens, que tout a un sens, quel que soit ce que cela représente pour vous. C'est une croyance mais qui est expansive et vient soutenir votre évolution.

Connectez-vous à votre force et votre foi

Faites une petite pause, là, tout de suite, pour vous tourner vers votre ressenti. Où sentez-vous la force que ces deux qualités vous donnent ? Dans votre plexus solaire, dans la verticalité de votre dos, dans vos bras, votre ventre ? Ce sera différent pour chacun de vous.

• 3. Grâce et déclic

C'est le moment précis de transition dans notre nouvelle réalité. Nous sommes prêts. J'emploie le terme de « grâce » parce que cela peut être une intervention extraordinaire, inimaginable, une synchronicité qui va nous propulser, nous amener soudain à faire ce que nous appréhendions durant tout ce temps d'attente, de préparation et de procrastination. Une opportunité inattendue, une force nouvelle se présentent – les gens disent parfois un « hasard » –, et l'on plonge, on se lâche. Il est fréquent de lire dans des biographies le récit de tels moments. Quelqu'un va accepter un challenge, acquérir un bien qu'il ne pensait pas pouvoir se permettre, s'engager dans un projet qui le dépasse. C'est un grand « oui » à un possible sans avoir vraiment eu le temps de se préparer ni d'avoir établi un plan précis.

• 4. Courage et prise de risque

On parlait autrefois d'un homme valeureux. La notion de valeur a bien changé : maintenant elle équivaut au contenu de votre compte en banque, votre valeur nette ! Cela ne vous aide pas du tout dans des situations comme celles que nous venons de décrire. Autrefois, on associait courage, valeur, mérite, vertu, donc moralité, des qualités profondément humaines, qui avaient

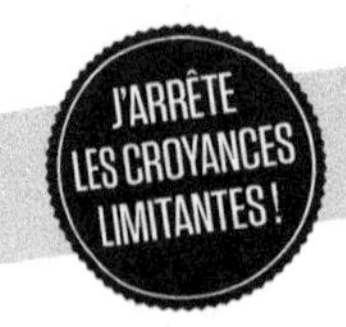

aussi un lien étroit avec l'amour, le respect, la générosité, l'inclusion. Tout ce que nous avons découvert au cours de ces chapitres. Le mot courage ne vient-il pas du latin « cor » (cœur), le centre de notre être, permettant de nous inspirer, de nous aider à dépasser justement nos croyances limitantes à travers les vertus de la compassion, de la générosité et du sacrifice ?

Quand on me demande si le courage peut s'apprendre ou s'il est inné, je pense à cette grand-mère qui a soulevé un camion pour libérer son petit-fils coincé sous une roue ; amour et instinct décuplent nos forces et nous permettent d'accomplir l'impossible. Nous l'avons tous en nous. C'est ce qui explique nos exploits, notre capacité à dépasser nos limites.

Sojourner Truth, une femme afro-américaine qui a vécu toute sa jeunesse non loin d'ici, abolitionniste et activiste, défendant les droits de la femme, illustre les étapes de libération mentionnées dans ce chapitre. De son vrai nom, Isabella Baumfree, née vers 1797 (la plupart des esclaves naissaient dans des cabanes sur les terres de leurs maîtres sans que leur naissance ne soit vraiment enregistrée), ses parents, elle et ses onze frères et sœurs sont achetés comme esclaves. À 9 ans, ne parlant que le néerlandais, elle est vendue avec un troupeau de moutons à un nouveau propriétaire, et elle passera ainsi de mains en mains, violée, maltraitée. L'abolition de l'esclavage est proclamée dans l'état de New York en 1799 mais peu respectée avant 1827. Sojourner s'échappe en 1826, alors qu'elle a environ 30 ans, avec sa dernière fille Sophia qui vient tout juste de naître, et ne peut malheureusement emmener ses autres enfants. Une fois émancipée l'année suivante, elle apprend que son ancien propriétaire a vendu Peter, son fils de 5 ans en Alabama. Elle se présente au tribunal de Kingston (N.Y.) et porte plainte, gagne son procès et peut récupérer son fils. Elle est la première femme noire dans l'histoire des États-Unis à porter plainte contre un Blanc et à gagner !

Dotée d'un courage, d'une vitalité extraordinaire, rien ne semble pouvoir l'arrêter. C'est en 1843 qu'elle change son nom et milite pour les droits de la femme, l'abolition de l'esclavage (toujours en vigueur dans le Sud à ce moment-là) et le pacifisme. Elle dicte ses mémoires qui sont publiées et commence à donner des conférences. Les gens sont étonnées par son histoire, sa présence, la manière dont elle s'exprime. Les femmes à cette époque vivent en retrait mais pas elle. Elle donne des centaines de conférences, milite pour que les esclaves libérés du Sud puissent recevoir des terres sur lesquelles s'installer dans le Nord où les mentalités sont plus progressistes. Elle est reçue en audience par le président Ulysses S. Grant à la Maison Blanche. Elle continue inlassablement, jusqu'à quelques jours avant sa mort, à militer pour l'amélioration des conditions de vie dans les prisons, l'abolition de l'esclavage, de la peine de mort et le droit des femmes.

Elle meurt à 86 ans. Sa foi, son courage, sa résilience, sa confiance totale en sa mission n'ont jamais cessé d'inspirer les générations à venir. Elle est l'exemple vivant d'une vie audacieuse, créative et extraordinaire. Elle ne s'est jamais apitoyée sur son sort, mais au contraire s'en est servi comme tremplin pour militer pour un monde meilleur dans lequel tous les humains seraient égaux et respectés, quels que soient leurs sexes, leurs couleurs de peau, leurs origines.

Questions à vous poser

En revisitant votre vie, vous est-il arrivé un jour de prendre un grand risque et de sauter dans le vide ?

. . . .

. . . .

. . . .

. . . .

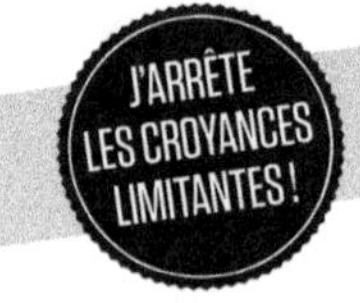

Pouvez-vous repérer dans la préparation de cette aventure les quatre étapes mentionnées plus tôt ?

1. Vision, inspiration

2. Espoir, foi et confiance

3. Grâce et déclic

4. Courage et prise de risque

. . . .

. . . .

En considérant les quatre étapes présentées ci-dessus, pouvez-vous repérer celle qui a été la plus difficile pour vous ?

. . . .

. . . .

CHAPITRE 19
Exprimer sa gratitude au vivant

« Parfois il ne faut pas seulement tourner la page, il faut changer de livre. »

Proverbe

Où Edgar renoue avec sa famille et se réconcilie avec ses ancêtres.

Août 1907

Cela faisait presque deux ans que la vie d'Edgar s'était soudain désintégrée sous le choc du décès soudain et brutal d'Alma. Son plongeon dans une profonde dépression, puis les épreuves de transformation qu'il avait traversées l'avaient conduit là où il se trouvait en cette belle journée d'août 1906. Il avait 41 ans, il était riche, en bonne santé mais au-delà de tous ces facteurs, qui étaient certes appréciables, il avait surtout eu la chance de découvrir que sa vie était entre ses mains, que c'était à lui de déterminer l'homme qu'il avait envie d'être comme le lui enjoignait Einar le Viking. Il pouvait faire ce qu'il voulait là où d'autres avaient été empêchés ou limités : les esclaves en cavale, les Mohicans exterminés ou déplacés, des humains pourtant semblables à lui. Les circonstances de leur vie, de leur milieu, de leur ethnie, de leur culture et de leur époque ne leur avaient certes pas été favorables mais elles ne les avaient pas empêchés d'opter pour la liberté. Ces hommes ou ces femmes avaient tous choisi de prendre le risque d'aller vers plus de vie, une autre vie, au risque de la perdre. Il avait éprouvé ces derniers temps tout au fond de lui deux désirs qui lui semblaient complémentaires. Le

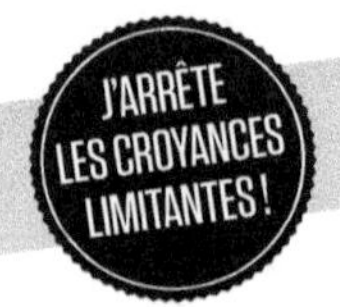

premier l'incitait à revisiter son passé, à clôturer tous les dossiers encore ouverts, l'autre à quitter son château et tout ce qu'il représentait afin de pouvoir amorcer une nouvelle tranche de vie. Mais d'abord il devait aller rendre visite à sa famille et à ses amis, leur expliquer ce qu'il était devenu, leur exprimer sa gratitude. Il voulait remercier ses parents de lui avoir donné la vie, son frère et ses sœurs, tous les membres de sa famille qui avaient été présents durant la première partie de son histoire. Il ressentait ce besoin très profondément, et il s'agissait pour lui d'une sorte d'appréciation inconditionnelle, de les accepter tels qu'ils étaient sans pourtant choisir de reprendre des relations étroites et intimes avec eux. À vrai dire, il n'en avait d'ailleurs jamais eues. Il désirait les pardonner pour les blessures infligées mais aussi leur demander pardon de celles qu'il avait lui-même pu causer.

Il partit alors à Manhattan en voiture avec Nestor pour une semaine et rendit visite à toutes les personnes de son passé qui pour la plupart d'ailleurs, un peu à sa surprise, furent heureuses et soulagées de le revoir.

Il finit aussi de régler les derniers détails de la passation de ses affaires à l'entreprise familiale.

Edgar resta un moment avec les portraits de ses ancêtres, restaurés et nettoyés, qui surveillaient désormais d'un œil austère les affaires de son frère. Il passa du temps avec chacun, remerciant l'un d'avoir émigré d'Écosse vers le Nouveau Monde, l'autre de son esprit d'entreprise, un troisième de sa transmission génétique et tous des talents qu'ils lui avaient légués. Il avait l'impression par ces discrètes petites cérémonies d'adieu de couper des liens invisibles qui le retenaient encore et l'empêchaient d'être totalement libre.

Nestor en avait profité lui aussi, pour rendre visite à sa chère nièce. Celle-ci lui annonça son retour en Europe car elle voulait se rapprocher de sa famille belge. Nestor en fut affecté. Aucun membre de sa famille, à laquelle il était fortement attaché, n'habiterait désormais plus sur le continent américain. Or, les traversées en bateau étaient longues et coûteuses. Il se sentit, je dois l'avouer, quelque peu abandonné.

Edgar et lui remontèrent tous les deux en fin de semaine au château. Edgar était incroyablement soulagé, libéré, allégé ; il quittait tout le monde en bons termes. Dès lors, il n'y avait plus de contentieux, de non-dits, de ressentiment non exprimé. Il avait pu éclaircir les malentendus et surtout affirmer qui il était devenu. Il leur pardonnait leur manque de chaleur, d'ouverture, de fantaisie, car c'était leur personnalité et il l'acceptait.

C'est un nouvel Edgar qui revint au château. Il éprouva d'ailleurs un incroyable sentiment de joie et de gratitude en passant la lourde grille d'entrée et en pénétrant dans l'allée centrale. C'est comme s'il voyait pour la première fois, réellement, les grandes pelouses, ces gros arbres centenaires se balançant dans la brise, ce magnifique château. Ce n'était pas son environnement qui avait tant changé mais le regard qu'il portait sur lui. Cette étape de reconnaissance, de pardon et de gratitude avait nettoyé tous les sentiments négatifs qui teintaient sa perception. C'est avec un regard neuf qu'il voyait maintenant son domaine et ses habitants. C'était une véritable métamorphose qui s'était opérée pour lui, d'avoir pu se purifier de ses jugements et de s'être libéré de ses filtres de perception.

Il se sentait mu par une nouvelle impulsion, celle d'amorcer une nouvelle phase de son histoire, mais vers quoi, vers où, avec qui ? Il s'arrêta tout de suite. Il ne voulait pas retourner à ses systèmes de pensée d'antan. Il

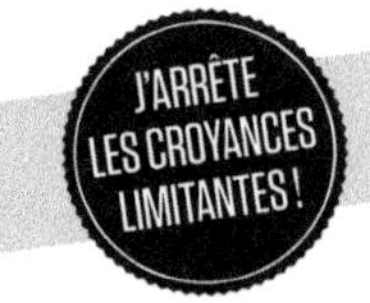

savait désormais qu'il devait poser son intention et lâcher prise, et que le reste se révèlerait spontanément : la vie lui présenterait les opportunités nécessaires, une à une, en temps opportun. Il fut soudain incroyablement heureux, pleinement heureux, même sans Alma, même sans savoir où il allait. Un immense bonheur sans raison, le bonheur d'être en vie, de vivre le mystère de cette vie magnifique, sur cette incroyable planète, dans cette incroyable galaxie. *Sa galaxie* !

Étape 19 de libération : être reconnaissant et exprimer sa gratitude envers le passé

Nous sommes tous des héritiers

De nos jours, une grande majorité des habitants des pays riches estiment normal de faire valoir leurs droits. Plus nous possédons de richesse et de biens, plus nous négligeons d'exprimer de la gratitude envers tout ce qui contribue à nous maintenir en vie, ce qui nous nourrit (les animaux, le labeur des producteurs, la terre), la nature, les structures sociales et les protections dont nous bénéficions. Nous ressentons de moins en moins de gratitude envers la vie, envers nos ancêtres, tout ceux à l'origine de qui nous sommes. Nous sommes déconnectés de cette origine sociale et naturelle. Sans doute cela explique-t-il pourquoi nous nous trouvons dans une impasse sur le plan social et climatique. Tout le monde veut consommer, avoir ce qu'il désire dans l'instant, sans se soucier des conséquences sur la durabilité de la planète. La grande loi des confédérations des Iroquois, entre 1142 et 1500, statuait que toute décision pour qu'elle soit durable, devait être valide pour les sept générations suivantes. Si seulement on avait écouté la sagesse de ces Premières Nations, nous n'en serions pas là où nous en sommes aujourd'hui.

L'alternative est de considérer notre relation à l'univers et tout ce qu'il nous offre comme un principe co-créatif, donc de partenariat. Que proposons-nous en échange à la terre contre tout ce que nous détruisons et utilisons ? Remplaçons-nous ce que nous utilisons ? Nous ignorons cette capacité d'intelligence, de réponse de tout l'univers, qui nous permet de co-créer. Nous pensons que la terre et la nature sont une chose inerte, alors qu'elles sont vivantes et conscientes. Si nous sommes prêts à nous ouvrir à cette possibilité, la vie devient une réelle aventure, riche et complexe, un dialogue étonnant, un espace de réflexion mutuel entre nous, les êtres humains et la vie.

Humilité de notre place dans l'univers et dans le temps

Mais pour cela, il faut lâcher prise, écouter, répondre, être humble. C'est ce qu'Edgar a fait ; il arrête de juger et d'avoir peur de ce que la vie lui présente. Au contraire, il embrasse et accepte ce qui est et, dans ce même mouvement, il reconnaît aussi tout ce qui a précédé. Ses ancêtres, les entreprises de son père, les anciens propriétaires de son château, tout prend sa place dans le vaste puzzle de la vie et tout possède sa raison d'être précise. Il peut donc se permettre de vivre dans une plus grande harmonie, n'opposant plus de résistance et se servant de l'énergie qui lui est présentée pour avancer. C'est une position inclusive où tout et tous ont leur place. C'est ce qu'il réalise juste avant la fin de ce chapitre de sa vie et son nouveau départ.

La notion de temps, le temps fini dans lequel nous évoluons rend les choses difficiles à saisir car, si nous pouvions survoler toute notre ligne du temps sur des millénaires, nous verrions les liens qui existent, les causes et les effets, au-delà de notre petite existence et nous arrêterions d'avoir peur et même de craindre la mort. Le temps linéaire nous donne une perception discontinue de la réalité qui ne nous permet pas de voir des liens entre ce qui pourrait être nos héritages, les lignes de fracture ou les reproductions familiales, les différentes dimensionnalités de ce

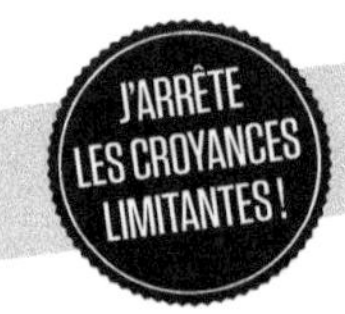

qui constitue une vie. Nos expériences de vie prennent souvent leur sens lorsqu'on les replace dans un contexte bien plus large.

Quoi qu'il en soit, il devient urgent de commencer à ressentir et à exprimer de l'amour, donc de la gratitude, de la joie envers la vie, la planète, tout ce que nous avons créé et tout ce qui nous entoure. Puisque toute la création est énergie, intelligence et information, cet échange va inviter une réponse de l'univers qui va venir soutenir notre intention et continuer à nous aider à saisir ce subtil échange et mécanisme de co-création. Nous sommes alors gagnés d'un profond sentiment de paix en réalisant que la vie est une chorégraphie complexe à laquelle nous participons, et c'est peut-être là que se trouve simplement le but de la vie.

Éprouver de la gratitude avec Frederick Douglass

Examinons ensemble la vie extraordinaire de Frederick Douglass (1818-1895). Né esclave dans le Maryland, comme Sojourner Truth, il ne connaîtra jamais sa date de naissance exacte. Du sang indien, afro-américain et blanc-européen coule dans ses veines. Lorsqu'il a 8 ans, on l'envoie travailler pour une famille à Baltimore. La vie des esclaves en ville est beaucoup plus douce, comparée à celle des plantations où le labeur est très éprouvant physiquement. La femme qui l'accueille se prend d'affection pour lui, lui enseigne l'alphabet et le traite comme elle traiterait un enfant libre. Frederick apprend à lire et à écrire tout seul, en observant les enfants blancs et les hommes aux côtés desquels il travaille. Il pressent que l'éducation le conduira à la liberté. Pour le punir de tenter d'apprendre à lire en cachette à d'autres esclaves, son maître l'envoie travailler chez un propriétaire réputé pour sa dureté et sa méchanceté ; il fouette Frederick quotidiennement non seulement pour briser son corps mais aussi son esprit, ses plaies n'ayant même pas le temps de cicatriser. N'en pouvant plus, un jour il se révolte et se retourne contre son agresseur, ce qui mettra fin à ses mauvais traitements. Ce sera un moment crucial dans sa vie : « Vous avez vu comment on peut transformer un homme en esclave ! Vous allez voir maintenant comment un esclave devient un homme. »

À 18 ans, il tente de s'évader, sans succès, et il essaiera à plusieurs reprises entre 1836 et 1838. C'est finalement avec l'aide d'une femme noire libre avec qui il entretient une relation qu'il réussit à prendre le train qui le mènera à New York, grâce à de faux papiers et à un déguisement. Anna, son amie, finit par le rejoindre et ils se marient. Frederick, n'ayant jamais vraiment eu de nom de famille, se choisit alors Douglass comme patronyme. Il se lie au chemin de fer clandestin et aux groupes abolitionnistes. Il se bat sans relâche contre la ségrégation dans les transports, les lieux publics et continue à prêcher, et se fait plusieurs fois brutalement attaquer (sa maison de Rochester et son contenu seront plus tard incendiés). En 1845, il publie ses mémoires d'esclave qui remportent un immense succès. Mais cette visibilité le met en danger car il n'est toujours pas affranchi, et ses amis l'envoient par précaution, passer du temps en Irlande et en Grande-Bretagne ; c'est là qu'il fera pour la première fois l'expérience d'être un homme libre. Il peut vivre avec des Blancs, utiliser les mêmes portes, transports en commun, cafés, restaurants. Il est accueilli et on lui offre l'opportunité de donner de nombreuses conférences. Il reste pendant deux ans en Europe, et tout le monde le supplie de s'y s'installer, mais il ne peut abandonner sa femme restée en Amérique, ni surtout ses trois millions de congénères qui vivent encore sous le joug de l'esclavage. Une fois rentré, il peut, grâce aux donations de ses supporters anglais, créer un journal abolitionniste, *L'Étoile du Nord* en hommage à l'étoile polaire qui guidait les fugitifs la nuit. Il participe toujours au chemin de fer clandestin. Frederick et sa femme accueilleront chez eux durant cette période 400 fugitifs.

Il n'aura de cesse de se battre pour l'abolition de l'esclavage (qui n'arrivera qu'en 1865) pour que les Afro-Américains et les femmes obtiennent le droit à la citoyenneté et le droit de vote. Bien sûr, il devra lutter contre le Ku Klux Klan avec l'appui du président Grant. Frederick sera le premier Afro-Américain à être proposé à la vice-présidence des États-Unis puis plus tard à la présidence, sans pourtant être élu. Il continue inlassablement à se battre politiquement pour l'intégration. En 1892, il construit à Baltimore un complexe locatif de résidences pour les Noirs qui existe d'ailleurs encore aujourd'hui. En 1877, il rend visite à son ancien maître, Thomas Auld, à la demande de ce dernier, juste avant qu'il ne meure. Frederick et lui réussissent à parvenir à une résolution, une sorte de pardon. Sa carrière politique continue : il voyage et donne des conférences en Grèce en 1886 et en Égypte en 1887. C'est en rentrant d'une réunion du conseil national des femmes à Washington, au cours de laquelle toute la salle s'est levée pour l'ovationner, qu'il s'écroule, terrassé par une crise cardiaque. Il avait 77 ans. Lui aussi, comme Matthew Vassar, est mort en faisant ce qu'il aimait faire, poussé par un altruisme et une énergie hors du commun.

Que ressentez-vous en lisant le récit de la vie de Frederick Douglass ?

. . . .

. . . .

Éprouvez-vous de la gratitude envers tous les évènements et les gens qui ont contribué à la construction de votre vie ?

. . . .

. . . .

Avez-vous eu l'opportunité de l'exprimer ?

. . . .

. . . .

CHAPITRE 20

S'engager sur son nouveau chemin et suivre son instinct

> *« Voyager, c'est partir à la découverte de l'autre. Et le premier inconnu à découvrir, c'est vous. »*
>
> Olivier Föllmi

Où Edgar prend enfin son envol à lui et quitte le château avec Mahkah.

Septembre 1907

Edgar était désormais libre de suivre la direction qu'il souhaitait, mais il ne voulait pas que sa raison le gouverne. Car depuis la mort d'Alma, sa vie s'était organisée d'une manière tellement magique, inattendue et profonde, défiant tous les principes de la logique, de la pesanteur, des limites de l'espace et du temps. Edgar semblait avoir accès à une autre dimension, parallèle, bien au-delà de ce qu'il aurait pu imaginer auparavant.

Jusqu'alors et depuis le début de son drame, Mahecantuck l'avait guidé. À son tour, il voulait croire que cet esprit de la rivière le guiderait, comme le pensaient les Mohicans. Il devait s'en remettre à celui-ci, même si cela semblait absurde pour un ancien directeur d'une des plus grandes entreprises ferroviaires de ce nouveau monde. Ce qu'il savait, c'est que cette rivière prenait sa source plus au nord dans le lac des Larmes des Nuages. Rien que ce nom lui donnait des frissons. Ce lac se déversait dans la rivière Opalescente qu'il imaginait translucide et lumineuse.

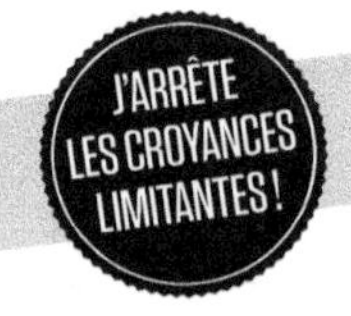

C'est à présent vers ces noms magiques, attribués à des lieux naturels il y avait fort longtemps par des êtres qui semblaient connaître les tréfonds et les subtilités de la vie, qu'Edgar décida désormais d'orienter sa vie.

Il légua à l'État son château et le domaine dans le but de créer ce que l'on appellerait de nos jours un centre culturel doté d'un musée. Il voulait que les enfants de la région et leurs parents puissent accéder à l'art : musique, théâtre, dessin, arts plastiques, poterie mais aussi astronomie, littérature, botanique. Son side-car serait parfaitement suffisant pour lui, et Mahkah, la belle chienne pour qui il s'était pris d'amitié. Elle lui tiendrait compagnie et, le cas échéant, le protégerait car elle était grande et imposante. D'une nature douce et instinctive, elle saurait cependant le prévenir de prédateurs éventuels. Qui savait !

Après avoir pris toutes les dispositions légales, Edgar fit transférer ses effets personnels dans une des maisons du domaine dont il garderait l'usufruit jusqu'à sa mort. Il la fit réaménager à cet effet et fixa sa date de départ car l'automne approchait. Il décida de partir sans délai avec des bagages réduits au minimum : Mahkah serait à ses côtés dans le side-car, et lui sur la moto. Il prit soin de se rendre dans sa bibliothèque pour dire au revoir à ce lieu qu'il avait tant aimé ; il se mit debout devant la longue rangée de livres, ferma les yeux et laissa ses doigts parcourir un à un le dos des ouvrages. Il émit l'intention d'emporter avec lui un seul livre, et que ses doigts s'arrêtent intuitivement sur celui qui pourrait le mieux l'accompagner dans son aventure. Il passa ainsi quelques minutes, dans une concentration absolue, transférant toute ses capacités de perception à l'extrémité de ses doigts. Il sentit soudain l'énergie s'intensifier et sa main s'arrêter. Il prit le volume sans en regarder le titre et le fourra dans son sac. Ce serait une surprise ! Edgar emportait en fait peu de choses, le simple minimum :

sa besace, son petit couteau de Norvège bien entendu, son carnet rouge et une petite valise. Nestor arrima soigneusement la valise de cuir d'Edgar sur le porte-bagages. Ironie du sort ou synchronicité, son side-car était de la marque Indian ! Il pourrait s'arrêter dans des auberges le long du chemin ou même chez l'habitant. Il rêvait même, avec un peu d'appréhension mais aussi avec une grande envie, de passer quelques nuits à la belle étoile. Anna n'avait pu s'empêcher de lui préparer un thermos de café et des gâteaux qu'il accepta avec bonheur.

En ce jour du 3 septembre, le side-car était prêt. Tous les habitants du château s'étaient rassemblés sur le perron pour faire leurs adieux à Edgar. Mahkah semblait absolument prête, comme si cette aventure correspondait aussi pour elle à un profond désir d'explorer. Parcourir les mêmes hectares du domaine tous les matins avec le régisseur ne lui suffisait plus. Il lui fallait la vraie vie sauvage, les ours, les dindes sauvages, les loups, les coyotes, les cerfs, les renards. Elle aussi avait envie de plus d'espace qu'elle n'en disposait. Edgar s'installa à ses côtés sur sa belle moto verte.

Il avait fait de longs adieux et des recommandations à Nestor qui désirait retourner dans sa Belgique natale. Ce dernier avait entendu parler d'une opportunité pour devenir le valet et régisseur d'un domaine pour un capitaine au long cours, au château de Moulinsart en Belgique, proche du berceau familial et à proximité de sa nièce, à laquelle il était si attaché et qu'il considérait comme sa fille. Ce capitaine avait l'air tranquille. Célibataire endurci, il avait simplement besoin d'un havre de paix pour se poser entre deux voyages ou ses escapades exotiques. C'était exactement ce dont Nestor avait besoin : un emploi calme où les choses seraient prévisibles et tranquilles. Son nouveau maître, absent

S'engager sur son nouveau chemin et suivre son instinct

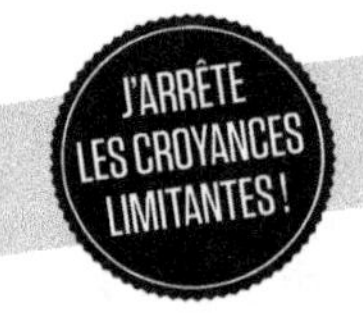

la majorité du temps, lui permettrait de garder une grande autonomie et de couler des jours tranquilles (s'il savait !!!), car les deux dernières années auprès d'Edgar avaient été riches en rebondissements.

Edgar avait pris soin de s'assurer qu'Anna, Nestor, Anatole et les autres reçoivent une certaine somme d'argent pour leur permettre de continuer à vivre confortablement. Il fit une donation importante au frère Iversen pour son projet d'école. Il ressentait tellement de gratitude de les avoir rencontrés et d'avoir vécu ces deux années si incroyables. Il avait prévu de revenir avant que cette région du Nord-Est ne soit enveloppée dans le givre et la neige, c'est-à-dire vers la mi-novembre. Il avait deux bons mois devant lui, mais il ne pensait pas trop au futur. Il avait appris à rester centré sur le présent, le seul vrai moment de vie vraiment accessible.

Tous regardèrent avec émotion s'éloigner le side-car vert d'Edgar, les longues oreilles de Mahkah flotter au vent, la valise derrière eux, et les voir franchir l'imposant portail comme on s'échappe d'un lieu qui nous enferme. Edgar fit un signe de la main et disparut. Tout le monde était triste et la plupart d'entre eux essuyèrent une larme ; ils avaient le cœur gros. Un chapitre de leur histoire se terminait. Plus jamais leur vie ne serait la même. Certes, Anatole continuerait de s'occuper des jardins et Charlotte de ses études à l'Université de Vassar, mais Nestor partait en Belgique, et Anna allait prendre sa retraite. Une page venait de se tourner mais un autre chapitre s'ouvrait pour chacun.

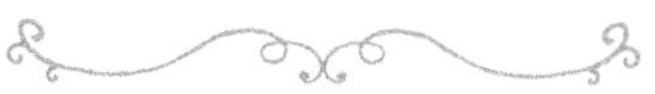

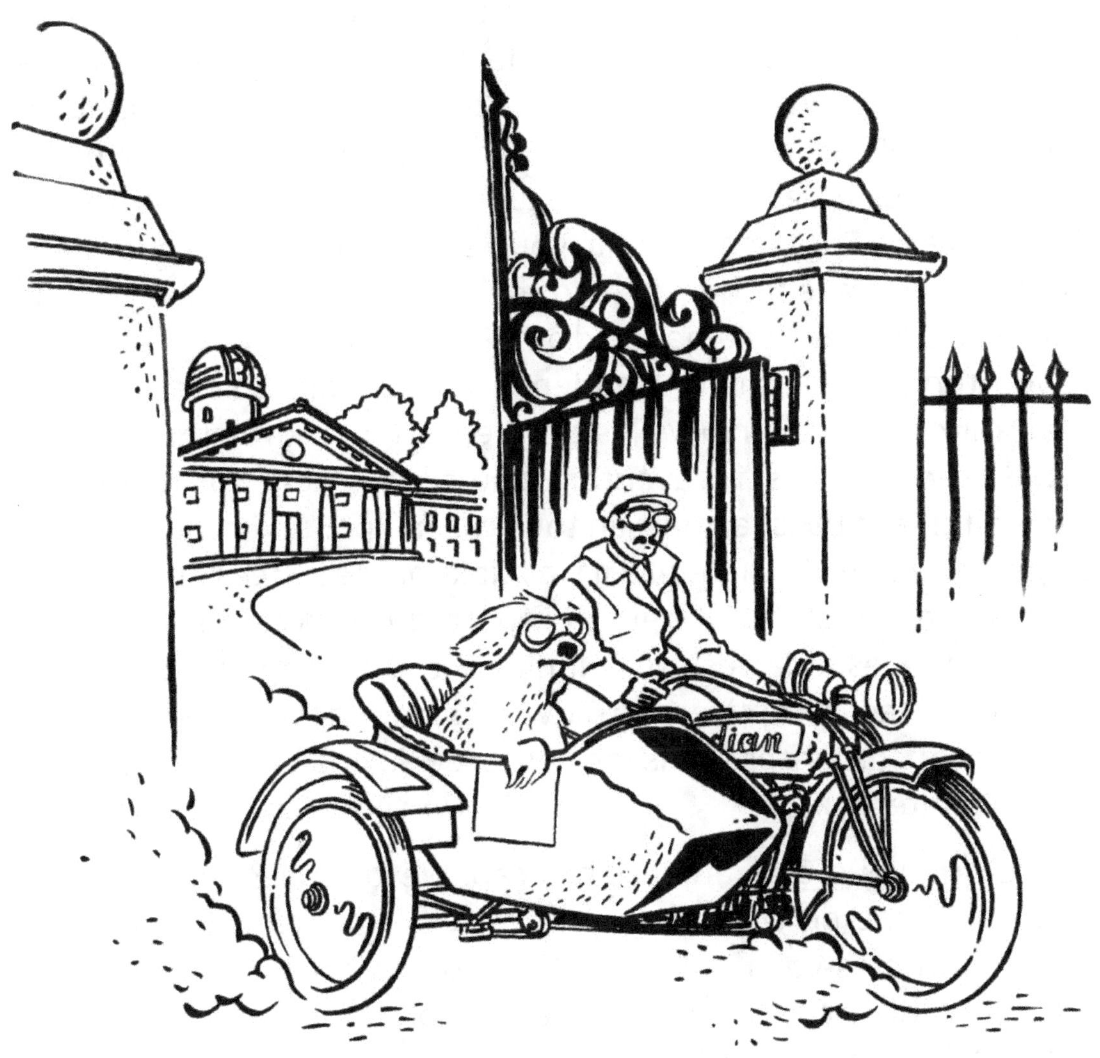

S'engager sur son nouveau chemin et suivre son instinct

Étape 20 de libération : entrons dans notre nouvelle vie !

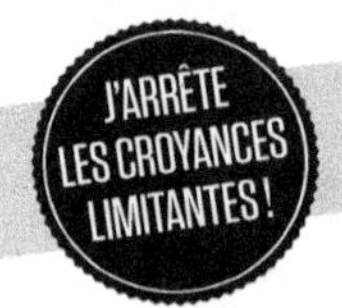

Ça y est, le jour J est arrivé, lâchons-nous !

Ces deux années passées au côté d'Edgar n'avaient pour seul but que de nous préparer à ce moment précis, celui de choisir de lâcher ces croyances qui nous enferment, notre identité passée, les concepts obsolètes qui nous déterminent, les histoires que nous nous racontons sur nous, sur tout en fait. Vous avez bien compris qu'il s'agit de toutes nos croyances limitantes sur nous, sur les autres et la vie, qui constituent les murs de notre prison. Dans le cas d'Edgar son avenir vous semble peut-être nébuleux, mais c'est *son* avenir décidé, comme le conseillait Einar, non pas par ce qu'on lui avait demandé d'être jusqu'à présent, mais comme l'opportunité de découvrir simplement qui il était, à travers le nouveau miroir que ses nouvelles péripéties lui tendraient. Il n'avait pas de projet précis, il s'aventurait au sens propre sur une route pas clairement balisée, mais en tous cas mû par un immense désir de goûter à une vie à laquelle il n'avait jamais eu accès auparavant à cause de son statut. Il s'était préparé durant ces deux années, avait largué les amarres qui le limitaient, développé les capacités émotionnelles, réceptives, intuitives, relationnelles, créatives qui allaient constituer ses outils les plus précieux dans ses aventures : son GPS intérieur.

Est-ce que vous êtes aujourd'hui capable de faire face à ce qui vous empêche de vivre votre existence pleinement. Dans quelle proportion êtes-vous impliqué dans votre vie actuelle ? Lorsque vous franchissez le seuil de votre maison, êtes-vous totalement présent, en conscience ?

Ce sont nos peurs et inhibitions qui nous empêchent de vivre notre vie à 100 % ; elles nous font constamment courir, dans le souci principal que tout se passe bien, happé que nous sommes par notre instinct de survie. Pendant ce temps-là, la mort nous regarde, les bras croisés, patiemment, car elle sait qu'elle sera finalement la gagnante. Elle n'est pas pressée. Nul besoin d'avoir peur de la vie, ni de la rater. Le seul but de la vie est de faire des expériences qui vont nous permettre de grandir et d'évoluer.

Compte en banque bien rempli, objets de valeurs, diplômes prestigieux, réussite professionnelle, jeunesse, beauté, nous devrons un jour tout laisser. Pourquoi nous acharnons-nous à acquérir et accumuler ? Notre tâche est de simplement nous laisser traverser par tous les évènements de la vie, les accueillir et les laisser nous transformer. Nul besoin de voyager, d'aller où que ce soit, la vie se charge de nous trouver là où nous sommes.

Vivre sa vie est en soi une profession, un but. Le reste est un ajout.

Franchir le seuil de notre nouvelle vie

Nous allons sortir des limites de notre vie passée telle que nous la connaissons. Nous allons nous lancer dans l'inconnu tout en sachant que nous vivons dans un univers co-créatif qui répond à notre vibration, à qui nous sommes. Il n'y a pas de carte préétablie, juste une intention, une destination comme pour Edgar, le lac des Larmes des Nuages, le point d'origine du fleuve Mahecantuck.

Ne nous attardons pas lorsque que nous nous sentons appelés sur ce nouveau chemin. Le temps est maintenant. Cet instant du départ, du premier pas est important. Souvenez-vous que ce n'est pas tant la destination que le chemin parcouru et ses expériences qui comptent. Ouvrons-nous aux situations rencontrées, continuons à vouloir apprendre de la vie, ce qu'elle fait émerger en nous et autour de nous. Regardons tout avec des yeux neufs. Si nous adoptons une vision générative, nous savons que nous pouvons créer notre vie, notre futur, avec la conviction que nous serons soutenus. Soyons l'étincelle créative qui allume les champs des possibles.

La période que nous traversons nécessite de nouvelles solutions à de nouveaux problèmes, et c'est en utilisant tous les outils développés dans cet ouvrage que, j'espère, vous pourrez surmonter toutes les embuches et garder une foi inébranlable en l'homme et en la vie.

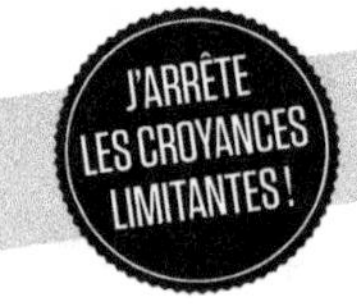

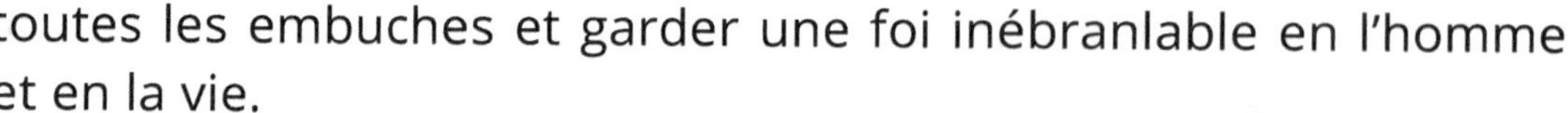

Rencontrez votre futur self avec cet exercice de visualisation

1. Assurez-vous que rien ni personne ne viendra interrompre votre relaxation (pendant 15 minutes à peu près).
2. Allongez-vous confortablement.
3. Sentez bien le poids de votre corps s'enfoncer dans la surface sur laquelle vous êtes allongé, vos muscles se relâcher un peu plus à chaque respiration, et votre corps devenir de plus en plus lourd.
4. Sentez vos inspirations et expirations s'amplifier progressivement et ralentir. Assurez-vous que votre visage est bien détendu : vos mâchoires, vos yeux, votre front, votre cou. Essayez de ne plus trop penser, seulement à vos sensations.
5. Sentez votre colonne vertébrale en contact avec le sol ou votre lit.
6. Voyez-vous en imagination vous apprêter à traverser un pont. Vous vous engagez sur celui-ci, et vous pouvez apercevoir tout au loin la silhouette d'une personne qui elle aussi s'est engagée à l'autre extrémité de ce même pont. Oui, vous l'avez bien reconnu ! C'est vous, votre futur self.
7. Marchez tranquillement vers lui/elle jusqu'à ce que vous soyez à quelques mètres.
8. Regardez-le/la. Comment est-il/elle ? Différent physiquement ? Notez les changements. Que ressentez-vous en le/la voyant ?
9. Présentez-vous et demandez à votre futur self s'il/elle a des recommandations, objets, indices à partager avec vous. Écoutez, prenez-les, acceptez-les.

10. A-t-il/elle des indications sur le chemin à emprunter ou des changements à effectuer ?

11. Si vous vous sentez prêt, sentez votre self du futur se fondre en vous pour ne faire plus qu'un. Comment vivez-vous cette expérience sensoriellement et émotionnellement ?

12. Si vous n'êtes pas prêt, dites au revoir à votre futur self, dites-lui que vous reviendrez le voir et qu'il peut continuer à vous guider.

13. Prenez quelques minutes avant d'intégrer votre expérience, respirez profondément trois fois et ouvrez vos yeux.

14. Notez ces précieuses informations et votre expérience dans un carnet. Vous serez surpris de vous relire plus tard !

C'est un exercice que vous pouvez refaire.

CHAPITRE 21

Honorer son parcours de transformation et lui donner du sens

Où Charlotte découvre le petit cahier en cuir rouge d'Edgar.

Septembre 1907 (suite)

Le départ d'Edgar avait définitivement altéré l'ambiance au château : une page était tournée et, dès le lendemain, tout le monde s'affairait, sans doute pour se distraire d'un sentiment de nostalgie et de tristesse. Anna fermait les immenses cuisines, nettoyait le long fourneau noir qui ne servirait plus guère. Nestor faisait ses malles, car il allait traverser l'Atlantique pour rejoindre le port d'Anvers où il était attendu. Anatole regardait sans trop de conviction les jardinières de la terrasse qui commençaient à jaunir. C'est alors que l'on entendit Charlotte crier qu'Edgar avait oublié son carnet dans le vestibule. Elle avait trouvé le fameux cahier en cuir rouge dans lequel il prenait des notes sur un des piliers du perron. Sans doute l'avait-il oublié, distrait par les adieux ? Elle se permit de l'ouvrir, voulant déterminer si cela valait la peine ou non d'essayer de lui envoyer par courrier postal. Elle reconnut la belle et fine écriture à l'encre violette d'Edgar :

« *Voilà les choses importantes que j'aurais tant aimé apprendre beaucoup plus tôt dans ma vie et que ces deux dernières années m'ont révélé.*

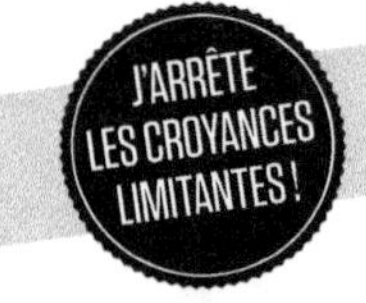

J'éprouve une immense et éternelle reconnaissance envers :

Anatole qui m'a appris que :

- Toute vie est précieuse et qu'il faut la célébrer, la protéger, la respecter et l'honorer. Ne jamais oublier d'honorer la terre et ses trésors, mais aussi de se tourner vers le ciel, le contempler au moins une fois par jour.

- La vie est énergie, vibration et même les pierres qui n'ont pas l'air vivantes, vibrent simplement beaucoup trop lentement pour que nous puissions le percevoir.

- Dans l'univers, tout est connecté – absolument tout, au-delà du temps et de l'espace.

- S'imprégner de la profonde sagesse des Premières Nations apporte la sérénité.

Le frère Iversen qui m'a montré que les synchronicités sont des faits liés invisiblement et qui nous sont révélés lorsque nous en avons besoin.

Anna qui m'a enseigné sans le savoir que notre tâche la plus importante et la plus difficile est d'être présent, là, tout de suite, ici et maintenant, à chaque moment. D'elle je retiens que le passé est passé, que l'on ne peut le changer et que le futur n'est pas encore là, alors pourquoi s'en soucier. Cela nous empêche de vivre la vie, simplement. À Anna je dois la certitude que les pâtisseries sont bonnes pour le moral !

Alma, mon amour, qui m'a permis de comprendre que :

- On ne peut pas contrôler la vie, ni les gens, ni la mort, ni rien. Nous ne pouvons que lâcher prise, accepter, accueillir ; là est le secret.

- Il faut reconnaître les cadeaux invisibles que la vie nous donne, constamment. Bien que, parfois, ils se présentent comme des obstacles, nous comprendrons plus tard qu'ils étaient des cadeaux.

- Il faut saisir les opportunités lorsqu'elles se présentent.

- Il ne faut pas redouter la mort, car elle n'est qu'un passage dans une autre réalité que nous ne pouvons pas appréhender. La vie et la mort sont des mystères que nous vivons tous sans exception.

- La vie est faite pour être vécue, et il faut s'autoriser à explorer et à vivre des aventures. Il faut vivre intensément nos passions.

- L'amour est indestructible et donne une force de vie incroyable, présente dans toute forme existante.

- Il est essentiel de se laisser être joyeux, sans raison, simplement parce que l'on est vivant.

Einar leViking qui m'a encouragé à devenir qui je suis profondément, m'a amené à utiliser mon imagination, ma créativité et mon courage pour tracer mon nouveau chemin et m'a appris que le temps et l'espace n'existent pas vraiment.

Les Mohicans qui m'ont indiqué que :

- La gratitude est essentielle pour créer un circuit de générosité et d'abondance.

- La nature et la vie sont sacrées : nous en dépendons et il nous faut les respecter.

Les esclaves en cavale et les membres du chemin de fer clandestin qui m'ont enseigné que le courage, la foi et la confiance sont des qualités essentielles pour nous permettre de prendre des risques et de nous lancer dans des entreprises, et qu'elles sont toujours récompensées ; que l'infini du ciel nous guide, qu'il faut suivre son étoile.

Nestor qui m'a montré qu'il est important de prendre soin de son corps et d'être humble, d'aider les autres lorsqu'ils sont en difficulté, d'être patient, présent, fidèle à soi-même et aux autres. Sa fidélité inébranlable, sa confiance, sa capacité de tout accepter, même sans comprendre.

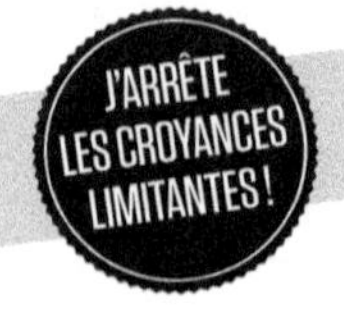

Les participants de la cabane à sucre, qui s'autorisent à vivre et à exprimer toutes leurs émotions et savent que les rituels sont essentiels et relient les humains.

Un immense merci à **tous mes alliés de ces deux dernières années**, qui ont contribué à me libérer de mes œillères ! J'ai ainsi appris que, tout au long de notre vie, nous allons rencontrer des êtres qui feront un bout de chemin à nos côtés. Reconnaissons-les, accueillons-les et si nos chemins se séparent, acceptons-le. On ne peut rien forcer. »

Anna, Nestor, Anatole s'étaient regroupés autour de Charlotte qui déchiffrait lentement les mots si soigneusement tracés par la main d'Edgar. Ils surent à ce moment-là qu'une fois de plus, ce n'était pas un hasard, peut-être à la limite un acte manqué. Edgar désirait sûrement qu'ils sachent à quel point leur présence avait contribué à la transformation de tout ce qu'ils avaient pu croire jusqu'alors. Avec pudeur, par ce dernier geste, il leur témoignait de sa reconnaissance infinie.

Ils étaient tous émus en réalisant qu'eux aussi finalement vibraient à ces nouveaux préceptes de sagesse, alors qu'ils étaient tous à l'aube d'une nouvelle vie. *Leur* **nouvelle vie !**

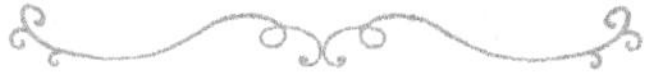

Épilogue

Le moment est venu de laisser nos chers personnages partir vers de nouvelles aventures. J'espère que les métamorphoses d'Edgar en compagnie de ses amis et alliés vous ont permis de mettre à jour les vieilles systémies familiales toxiques dont vous étiez peut-être encore prisonniers et de vous en dégager. À l'instar d'Edgar, peut-être avez-vous réintégré des parts de vous enfouies qui n'avaient jamais eu l'occasion de voir le jour ainsi que des talents cachés non exploités. Peut-être cette farandole de personnages vous a-t-elle inspiré de lâcher ce qui n'a plus lieu d'être, ce qui est obsolète, et de prendre des risques, de changer, quitte à vous lancer dans le vide avec la confiance que vous serez porté et guidé vers une nouvelle destinée.

Les croyances ne devraient être que des béquilles temporaires toujours questionnées et remises en question ; non pas des murailles de certitudes dans lesquelles on s'enferme, on stagne et qui nous empêchent d'évoluer.

Ce qui m'importe, c'est que ce petit voyage avec Edgar vous ait permis d'éveiller vos sens, vos perceptions et de gagner ainsi une meilleure appréciation de ce qui vous entoure : la nature, la terre, le ciel, les choses et les moments de beauté simples de la vie quotidienne. Je souhaite qu'il ait ravivé la flamme dans votre cœur, celle qui conduit à aimer les autres simplement, tels qu'ils sont, quels qu'ils soient, en vous laissant toucher profondément et intimement par eux.

Il n'est nul doute que nous entamons une période de grands changements bien nécessaires sur notre belle planète bleue. Souvenons-nous ensemble qu'il y a eu de nombreuses transformations au cours de son histoire, que les êtres humains sont incroyablement résilients, qu'il faut se mobiliser, dans tous les sens du terme : être courageux, savoir prendre des risques au moment opportun, être capable de tout quitter pour amorcer une nouvelle vie, ou pour parfois simplement survivre. Souvenez-vous des personnages de ce livre qui ont dû un jour, eux ou leurs ancêtres, émigrer et s'implanter sur de nouveaux continents en osant de périlleuses traversées par mer ou par terre. Que leur foi et leur courage nous inspirent !

Tous ces personnages vous montrent, je l'espère, à quel point nous ne sommes pas, nous humains, simplement le fruit du hasard de l'évolution, mais habités par une chose spéciale, unique par rapport à tout ce qui existe : une étincelle qui nous rend créateurs et libres de choisir, avec toutes les responsabilités et les conséquences que cela entraîne. Alors créons notre vie pour qu'elle soutienne et honore la vie des autres humains, de cette planète et du cosmos.

Souvenez-vous qu'au-delà de votre intelligence, votre cœur, votre ventre et votre intuition sont aussi des outils essentiels de navigation. Et remercions le ciel et ses astres qui continueront, quels que soient les évènements se déroulant sur Terre, à éclairer les jours et les nuits. Imperturbablement.

Bibliographie

ABRAM David, *Becoming Animal. An Earthly Cosmology*, New York, Vintage Books, 2011.

ALLIX Stéphane, *Après...*, Paris, Albin Michel, 2018.

BUHNER Stephen Harrod, *The Secret Teachings of Plants*, Rochester, Bear & Company, 2004.

CSIKSZENTMIHALYI Mihály, *La Créativité*, Paris, Pocket, 2009.

CSIKSZENTMIHALYI Mihály, *Mieux vivre en maîtrisant votre énergie psychique*, Paris, Pocket, 2006.

EISENSTEIN Charles, *The More Beautiful World Our Hearts Know is Possible*, Berkeley, North Atlantic Books, 2013.

HOLLIS James, *Living an Examined Life. Wisdom for the Second Half of the Journey*, Louisville, Sounds True, 2018.

HOUSTON Jean, *A Passion for the Possible*, New York, HarperCollins, 1998.

LIPTON Bruce, *Biologie des croyances*, Québec, Ariane, 2016.

MILNER Marion, *Une vie à soi*, Paris, Gallimard 1988.

REYNOLDS Hugh, *Kingston Buried Treasures. A Hystory Revisited at the Lecture Series Held at the Senate House 2012-2016*, CreateSpace, 2017.

RITTNER Don, *Remembering Albany. Heritage on the Hudson*, Cheltenham, History Press, 2009.

SINGER Michael, *The Surrender Experiment. My Journey into Life's Perfection*, New York, Harmony Books, 2015.

WOLYN Mark, *It Didn't Start With You. How Inherited Family Trauma Shapes Who We Are and How to End the Cycle*, Londres, Penguin Books, 2016.

✎ Pour communiquer avec Marion Blique

Je vous invite à consulter mes sites Internet :

www.eftpresence.com.

www.marionblique.com

Table des matières

Du même auteur

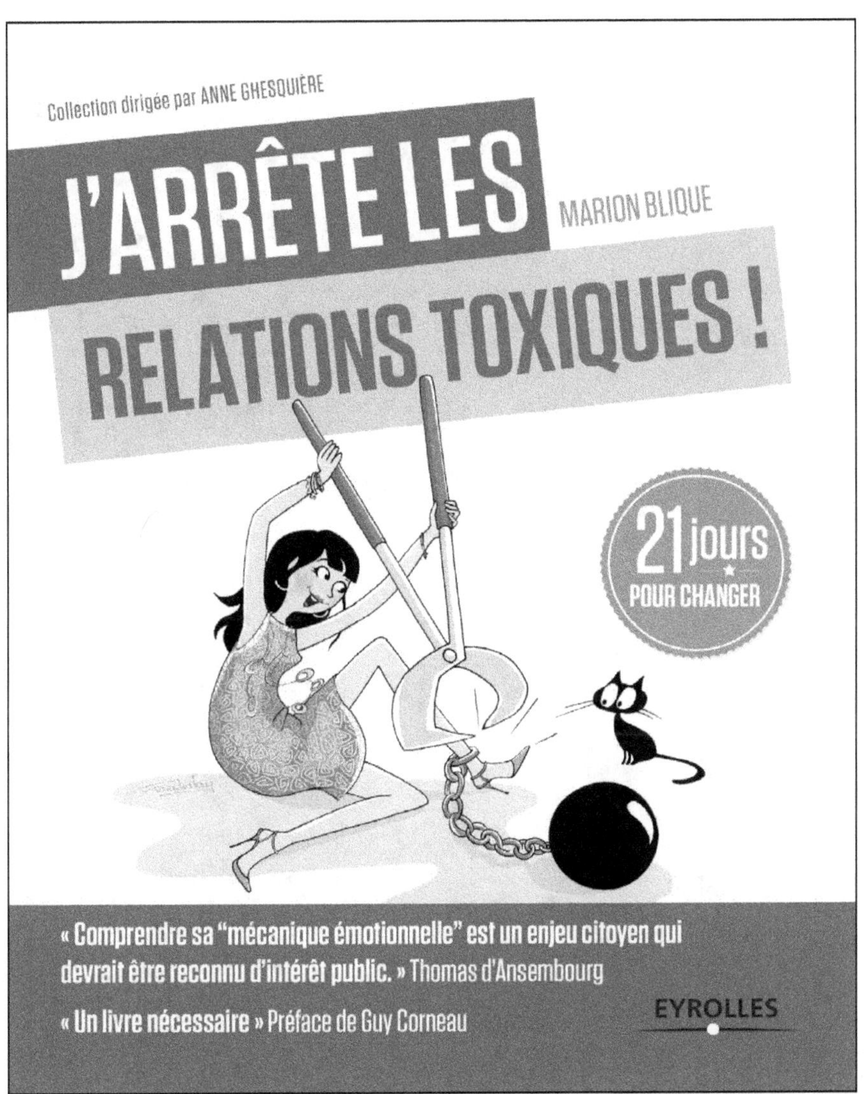

Merci d'avoir choisi ce livre Eyrolles. Nous espérons que votre lecture vous a plu et éclairé(e).

Nous serions ravis de rester en contact avec vous et de pouvoir vous proposer d'autres idées de livres à découvrir, des événements avec nos auteurs, des jeux-concours ou des lectures en avant-première.

Intéressé(e) ? Inscrivez-vous à notre lettre d'information.

Pour cela, rendez-vous à l'adresse go.eyrolles.com/newsletter ou flashez ce QR code (votre adresse électronique sera à l'usage unique des éditions Eyrolles pour vous envoyer les informations demandées) :

Vous êtes présent(e) sur les réseaux sociaux ? Rejoignez-nous pour suivre d'encore plus près nos actualités :

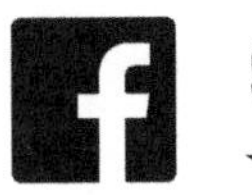 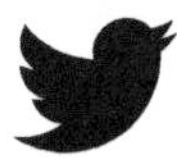 **Eyrolles Bien-être**

Merci pour votre confiance.

L'équipe Eyrolles

Dépôt légal : février 2020

Imprimé en Allemagne par BoD

www.ingramcontent.com/pod-product-compliance
Lightning Source LLC
La Vergne TN
LVHW060121060726
842526LV00009B/2722